MAÎTRISE DE SOI
EN 30 JOURS

CONTENTS

MAÎTRISE DE SOI EN 30 JOURS

Le Guide Ultime pour Cultiver la Discipline Personnelle

Mark Goleman

INTRODUCTION

Pourquoi la maîtrise de soi est essentielle

Cher lecteur, chère lectrice,

Je m'appelle Mark Goleman, et je suis enchanté de vous guider à travers ce voyage de transformation que représente "Maîtrise de Soi en 30 Jours : Le Guide Ultime pour Cultiver la Discipline Personnelle". Avant de plonger dans les stratégies et les exercices que nous allons explorer ensemble, permettez-moi de partager avec vous pourquoi la maîtrise de soi est une compétence fondamentale, essentielle à notre épanouissement personnel et professionnel.

Ma propre quête de maîtrise de soi a commencé dans un contexte de lutte contre la procrastination, un manque criant de concentration et une peur paralysante de l'échec. Comme beaucoup d'entre vous, je remettais tout au lendemain, ce qui non seulement entravait ma progression vers mes objectifs mais alimentait aussi un cycle de doute et d'auto-critique. C'est dans ce contexte que j'ai découvert la puissance de la maîtrise de soi – une clé qui non seulement m'a permis de me comprendre mais aussi de reprendre le contrôle de ma vie, de mon corps, et de mon esprit. Aujourd'hui, je suis animé chaque jour par une motivation renouvelée, et c'est cette transformation que je souhaite partager avec vous.

Importance dans la vie quotidienne

La maîtrise de soi est le fondement sur lequel repose notre

capacité à prendre des décisions judicieuses, à gérer nos émotions et à persévérer face aux défis. Sans elle, nous sommes à la merci de nos impulsions, souvent source de regrets et de résultats médiocres. Dans notre vie quotidienne, la maîtrise de soi nous permet de résister aux tentations éphémères pour privilégier des récompenses plus significatives et durables. Elle influence la façon dont nous mangeons, faisons de l'exercice, gérons notre temps et interagissons avec les autres.

Bénéfices personnels et professionnels

Sur le plan personnel, cultiver la maîtrise de soi améliore notre santé mentale et physique. Elle nous aide à adopter des habitudes saines, à réduire le stress et à augmenter notre bien-être général. Sur le plan professionnel, elle est synonyme de meilleure gestion du temps, d'efficacité accrue et, finalement, de succès. Les personnes maîtrisant cette compétence sont perçues comme plus fiables, plus compétentes et plus aptes à occuper des positions de leadership.

Fondement du succès et du bien-être

La maîtrise de soi est bien plus qu'une simple compétence ; c'est un mode de vie. Elle est au cœur de la réalisation personnelle et du bonheur durable. En apprenant à contrôler nos impulsions, à reporter la gratification immédiate au profit d'objectifs à long terme, nous nous libérons des chaînes de l'immédiateté. Nous devenons architectes de notre futur, capables de bâtir la vie que nous désirons vraiment.

Le but de ce guide est de vous munir des outils nécessaires pour surmonter les barrières qui vous empêchent d'atteindre votre plein potentiel. Fini les excuses, la procrastination, et la peur de l'échec. Ensemble, nous allons déconstruire ces obstacles et reconstruire une version de vous-même plus forte, plus résiliente et plus épanouie.

Comprendre le processus de changement est essentiel pour embrasser pleinement le voyage vers la maîtrise de soi. Cette compréhension commence par la psychologie du changement, un domaine qui explore comment et pourquoi nous changeons, ou résistons au changement, dans nos comportements, attitudes et habitudes.

Psychologie du changement

Le changement est un processus intrinsèque à la nature humaine, mais il est loin d'être linéaire ou simple. La psychologie du changement nous enseigne que pour modifier durablement nos comportements, nous devons d'abord changer notre manière de penser. Cela implique de reconnaître les croyances limitantes qui nous retiennent et de les remplacer par des convictions qui soutiennent notre croissance et notre développement. La théorie du changement comportemental suggère que la motivation seule ne suffit pas ; le changement nécessite également une compréhension des mécanismes de récompense, une capacité à gérer les rechutes et un engagement envers des objectifs clairement définis.

Préparation mentale

La préparation mentale est une étape cruciale dans le processus de changement. Elle implique de se conditionner pour le succès en cultivant un état d'esprit de croissance, qui perçoit les défis comme des opportunités d'apprentissage plutôt que comme des menaces à éviter. Se préparer mentalement signifie aussi s'engager activement dans un dialogue interne positif, se concentrer sur les objectifs à long terme et visualiser les succès futurs. Cette préparation mentale crée une fondation solide sur laquelle bâtir de nouvelles habitudes et comportements.

L'adaptation à un changement significatif demande du temps et de la patience. Il est normal de rencontrer des obstacles et de vivre des moments de doute. Cependant, avec une préparation mentale adéquate, ces défis deviennent moins intimidants. Ils se transforment en étapes nécessaires du voyage vers la maîtrise de soi. En vous préparant mentalement au changement, vous renforcez votre résilience, augmentez votre tolérance à la frustration et développez une persévérance qui vous portera à travers les moments difficiles.

Établissement d'objectifs réalistes

Dans les pages qui suivent, nous aborderons des techniques et des stratégies concrètes pour naviguer dans le processus de changement. Vous apprendrez à identifier et à modifier les schémas de pensée qui vous limitent, à établir et à poursuivre des objectifs significatifs, et à cultiver une discipline personnelle qui transformera non seulement votre quotidien mais aussi votre perception de vous-même et de votre potentiel.

Ce voyage vers la maîtrise de soi est un investissement dans votre avenir, une promesse de devenir la meilleure version de vous-même. Il s'agit d'un parcours rempli d'apprentissages, de croissance et, ultimement, de transformation. En comprenant le processus de changement et en vous y préparant mentalement, vous êtes déjà sur la voie du succès.

Plan d'action pour 30 jours

Pour transformer efficacement la maîtrise de soi en une habitude de vie, ce guide est conçu autour d'un plan d'action clair et structuré, réparti sur 30 jours. Chaque jour vous apportera de nouvelles connaissances, techniques, et exercices pratiques, tous conçus pour renforcer votre discipline personnelle et vous aider à prendre le contrôle de vos actions, émotions et pensées.

Structure du programme

Le programme est divisé en modules journaliers, chacun ciblant un aspect spécifique de la maîtrise de soi. De la gestion du temps et de la procrastination à la régulation émotionnelle et à la prise de décision, chaque jour vous apportera un ensemble d'outils et de stratégies à intégrer dans votre routine quotidienne. Cette approche progressive permet de construire et de renforcer les fondations de la maîtrise de soi, en s'appuyant sur les succès des jours précédents pour encourager un développement continu.

Outils et ressources nécessaires

Pour accompagner ce voyage, plusieurs outils et ressources vous seront présentés. Des journaux de suivi aux applications de productivité, en passant par des techniques de méditation et des exercices de visualisation, vous découvrirez une variété de moyens pour soutenir votre progression. Ces ressources ont été sélectionnées pour leur efficacité à encourager la réflexion personnelle, à gérer les défis quotidiens et à favoriser un état d'esprit positif et orienté vers les solutions.

Engagement et suivi

L'engagement envers vous-même et le suivi de votre progression sont essentiels pour tirer le meilleur parti de ce programme. Je vous encourage à dédier un moment chaque jour pour réfléchir à vos expériences, célébrer vos réussites, et apprendre de vos défis. Utilisez votre journal de suivi pour noter vos pensées, vos sentiments, et les leçons apprises, et n'hésitez pas à ajuster les stratégies en fonction de vos besoins et de votre évolution personnelle.

Ce plan d'action pour 30 jours n'est pas seulement un parcours vers la maîtrise de soi ; c'est une invitation à redécouvrir votre potentiel et à remodeler votre vie selon vos véritables aspirations. Avec engagement, patience, et persévérance, vous vous éveillerez à une nouvelle réalité où vous êtes aux commandes, capable de surmonter n'importe quel obstacle et de réaliser vos rêves les plus ambitieux.

En tant que votre guide dans cette aventure, je suis à vos côtés. Ensemble, franchissons les étapes de ce voyage transformateur. Préparez-vous à embrasser votre pouvoir personnel, à débloquer votre potentiel illimité, et à vivre la vie que vous avez toujours souhaitée.

Au nom de votre réussite future, je vous souhaite la bienvenue dans "Maîtrise de Soi en 30 Jours : Le Guide Ultime pour Cultiver la Discipline Personnelle". Ensemble, découvrons à quel point vous pouvez vraiment aller loin.

JOUR 1 - DÉFINIR VOS OBJECTIFS

Importance Des Objectifs Clairs

Définir des objectifs clairs est essentiel dans le processus de maîtrise de soi. Cela représente bien plus qu'une simple liste de tâches à accomplir ; c'est le fondement d'une stratégie bien élaborée pour réaliser vos aspirations les plus profondes. Sans objectifs clairs, nous naviguons sans boussole, souvent à la merci des courants changeants de nos humeurs et circonstances. Les objectifs nous fournissent une direction, un sens du but et une mesure du progrès dans notre quête personnelle et professionnelle.

La distinction entre les visions à long terme et les objectifs à court terme est cruciale pour structurer notre démarche. La **vision à long terme** agit comme un phare, illuminant le chemin à travers les tempêtes et les épreuves, nous rappelant pourquoi nous persévérons. Elle est ambitieuse et englobante, représentant un état ou un accomplissement que nous aspirons à atteindre dans l'avenir. Cette vision doit être suffisamment inspirante pour motiver l'action continue, même lorsque les défis semblent insurmontables.

En contraste, les **objectifs à court terme** sont les pas concrets que nous prenons pour atteindre cette vision. Ils sont comme les pierres qui pavent le chemin vers notre destination ultime. Ces objectifs doivent être spécifiques et réalisables, permettant des victoires régulières qui alimentent notre motivation et notre confiance en nos capacités. Ils servent de jalons, nous permettant de mesurer notre progression et d'ajuster notre trajectoire au besoin.

C'est ici que la méthodologie des **objectifs SMART** devient inestimable. Un objectif SMART est :

- **Spécifique** : Il doit décrire clairement ce que vous souhaitez accomplir, en évitant toute ambiguïté.
- **Mesurable** : Vous devez pouvoir mesurer votre progrès et savoir quand l'objectif est atteint.
- **Atteignable** : L'objectif doit être réaliste, compte tenu de vos ressources et contraintes.
- **Pertinent** : Il doit être significatif pour vous et aligné avec votre vision à long terme.
- **Temporellement défini** : Fixez une échéance pour la réalisation de chaque objectif.

L'application de cette méthodologie transforme des rêves flous en plans d'action tangibles. Par exemple, au lieu de dire "Je veux être en meilleure santé", un objectif SMART serait "Je veux perdre 5 kilogrammes en 3 mois en faisant de l'exercice 3 fois par semaine et en mangeant au moins cinq portions de fruits et légumes par jour". Cette spécifi

cité guide vos actions quotidiennes et rend le succès non seulement possible mais probable.

L'importance des objectifs clairs réside dans leur capacité à focaliser notre énergie. Dans un monde plein de distractions, ils nous aident à concentrer notre attention sur ce qui est véritablement important pour nous. Ils encouragent la discipline personnelle, en nous poussant à prioriser nos activités et à gérer efficacement notre temps. De plus, en définissant des objectifs qui résonnent avec nos valeurs profondes, nous augmentons notre engagement et notre satisfaction dans le processus de leur réalisation.

En somme, les objectifs clairs sont le moteur de notre croissance personnelle et professionnelle. Ils nous permettent de passer de l'état de rêveur à celui de réalisateur, transformant les visions en réalités tangibles. En ce premier jour, je vous invite à embrasser pleinement le pouvoir des objectifs clairs. Réfléchissez à votre vision à long terme et commencez à la décomposer en objectifs à court terme SMART. C'est le premier pas vers une vie de maîtrise de soi, de réalisation et d'épanouissement.

L'acte d'écrire vos objectifs joue un rôle crucial dans leur réalisation. Cette étape transforme des idées intangibles en plans d'action concrets et engage votre responsabilité personnelle. Voici comment optimiser ce processus.

Techniques d'écriture d'objectifs

- **Soyez précis et clair** : Vos objectifs doivent être détaillés. Au lieu de dire "je veux perdre du poids", écrivez "je veux perdre 5 kilos en 3 mois". Cette clarté renforce votre engagement et facilite la planification des étapes nécessaires pour y parvenir.
- **Rendez-les mesurables** : Pour chaque objectif, définissez des indicateurs de succès. Savoir ce que vous cherchez à atteindre précisément vous permet de mesurer votre progression et de rester motivé.
- **Divisez les grands objectifs** : Les objectifs ambitieux peuvent être intimidants. Divisez-les en sous-objectifs plus petits et plus gérables. Cela rend le processus moins décourageant et chaque petit succès vous rapproche de votre but final.
- **Écrivez pourquoi c'est important** : Pour chaque objectif, notez pourquoi il est significatif pour vous. Comprendre l'importance personnelle de vos objectifs

renforce votre motivation à les atteindre.

Plan d'action quotidien

Une fois vos objectifs bien définis, le passage à l'action devient crucial. Un plan d'action quotidien transforme vos objectifs en une série de tâches réalisables.

- **Listez des actions quotidiennes :** Déterminez les activités spécifiques que vous pouvez faire chaque jour pour avancer vers vos objectifs. Même les plus petites tâches contribuent à de grands changements sur le long terme.
- **Priorisez vos tâches :** Toutes les actions ne se valent pas. Identifiez celles qui ont le plus grand impact sur vos objectifs et assurez-vous de les réaliser en premier.
- **Révisez et ajustez :** À la fin de chaque journée, prenez un moment pour réfléchir à ce qui a été accompli et ajustez vos plans pour le lendemain si nécessaire. Cette flexibilité vous permet de rester aligné avec vos objectifs malgré les imprévus.

L'écriture de vos objectifs et la création d'un plan d'action quotidien sont des étapes fondamentales pour transformer vos désirs en réalités. Ce processus ne vous aide pas seulement à clarifier ce que vous voulez atteindre, mais il établit également un chemin clair pour y parvenir. En vous engageant activement chaque jour, vous construisez la discipline nécessaire pour surmonter les obstacles et vous rapprocher de vos rêves. Rappelez-vous, la clé est dans la constance et l'engagement : chaque action, aussi petite soit-elle, vous rapproche un peu plus de votre objectif.

Visualiser le succès

La visualisation du succès est une technique puissante qui consiste à se créer mentalement une image précise et positive de la réalisation de vos objectifs. Cette pratique, soutenue par de nombreuses études en psychologie du sport et en neurosciences, permet de renforcer la motivation, d'accroître la confiance en soi et d'améliorer les performances en visualisant le succès avant qu'il ne se produise réellement. Voici comment utiliser efficacement le pouvoir de la visualisation et créer un tableau de visualisation pour soutenir vos objectifs.

Pouvoir de la visualisation

La visualisation utilise notre capacité à imaginer pour préparer notre esprit et notre corps à réaliser nos objectifs. En nous représentant mentalement en train d'atteindre nos buts, nous activons les mêmes réseaux neuronaux que ceux utilisés lors de l'action réelle. Cette pré-activation aide à améliorer la performance et la motivation pour plusieurs raisons :

- **Renforcement de la confiance** : Visualiser régulièrement le succès renforce la croyance en sa propre capacité à atteindre ses objectifs, ce qui est crucial pour surmonter les obstacles.
- **Motivation accrue** : En imaginant les bénéfices et les sensations associés à la réussite, notre désir d'atteindre nos objectifs s'intensifie, ce qui alimente notre motivation à agir.
- **Amélioration de la stratégie** : La visualisation permet de répéter mentalement les étapes nécessaires à la réalisation de nos objectifs, ce qui peut révéler des ajustements à apporter à notre approche.

Créer un tableau de visualisation

Un tableau de visualisation est un outil concret pour appliquer le pouvoir de la visualisation. Il s'agit d'un collage de photos, de citations et d'éléments graphiques qui représentent vos objectifs et la réussite que vous souhaitez atteindre. Voici comment créer un tableau efficace :

- **Choisissez des images inspirantes** : Sélectionnez des photos et des illustrations qui représentent clairement vos objectifs et ce que leur réalisation signifie pour vous. Par exemple, si votre objectif est de courir un marathon, vous pourriez inclure des images de coureurs franchissant la ligne d'arrivée.
- **Ajoutez des citations motivantes** : Les mots ont un fort pouvoir évocateur. Incluez des citations qui vous inspirent et vous motivent à poursuivre vos rêves.
- **Personnalisez votre tableau** : Votre tableau de visualisation doit être personnel et significatif pour vous. Ajoutez tout élément qui renforce votre engagement envers vos objectifs, comme des lettres d'encouragement personnelles ou des listes d'actions à entreprendre.
- **Placez-le dans un endroit visible** : Assurez-vous que votre tableau est placé là où vous pouvez le voir chaque jour. Le simple fait de le regarder quotidiennement peut vous rappeler vos objectifs et renforcer votre détermination à agir.

En intégrant la visualisation dans votre routine quotidienne et en créant un tableau de visualisation, vous utilisez la puissance de votre esprit pour soutenir la réalisation de vos objectifs. Cette pratique ne remplace pas l'action, mais elle la complète en vous préparant mentalement et émotionnellement à réussir. À travers la visualisation, vous créez un lien fort entre votre vision du succès et les actions nécessaires pour le rendre réel, augmentant ainsi considérablement vos chances de succès.

JOUR 2 - LA ROUTINE MATINALE

Importance D'une Routine Matinale

La routine matinale, loin d'être une simple succession d'habitudes ou de gestes mécaniques, incarne une démarche profondément intentionnelle qui jette les bases d'une journée empreinte de productivité et de satisfaction. Cette pratique, enracinée dans la répétition consciente d'activités bénéfiques, détient le pouvoir de transformer notre quotidien, influençant de manière significative notre état d'esprit, notre capacité de concentration et notre gestion du stress.

Commencer la journée avec une routine matinale soigneusement élaborée est comparable à poser les premières pierres d'un édifice que l'on souhaite solide et harmonieux. Chaque action choisie pour composer cette routine, loin d'être arbitraire, est un engagement envers soi-même, une promesse de bien-être et d'efficacité dans la poursuite de nos objectifs et la surmontée de nos défis.

L'impact de cette pratique sur notre état d'esprit est l'un de ses bénéfices les plus précieux. En démarrant la journée par des activités qui nous sont personnellement enrichissantes, qu'il s'agisse d'exercices physiques, de méditation, de lecture ou d'écriture, nous cultivons une attitude positive et ouverte. Cette posture mentale, empreinte d'optimisme et de volonté, se révèle être un terreau fertile pour la croissance personnelle et la réussite. Elle nous permet d'aborder les situations avec davantage de sérénité et de résilience, transformant les obstacles en occasions d'apprendre et de progresser.

La concentration, cette capacité à diriger et à maintenir son attention sur les tâches qui nous importent, est également grandement améliorée par une routine matinale établie. Les activités choisies pour débuter la journée doivent favoriser une immersion progressive dans l'état de "flow", cette expérience où l'on est pleinement absorbé par ce que l'on fait, perdant la notion du temps et augmentant ainsi notre productivité. Une routine bien structurée éloigne les distractions et recentre notre attention sur ce qui est essentiel, nous permettant d'aborder notre travail et nos projets avec une concentration renouvelée.

Enfin, la gestion du stress, cet impératif de notre santé mentale et physique, bénéficie grandement d'une routine matinale réfléchie. En intégrant des pratiques telles que la méditation, le yoga, ou même une simple respiration consciente, nous offrons à notre corps et à notre esprit les outils pour mieux appréhender les tensions et les pressions de la vie quotidienne. Ces moments de calme et de connexion intérieure, instaurés dès le début de la journée, nous aident à maintenir une perspective équilibrée face aux défis, réduisant ainsi les réactions de stress et favorisant un état de bien-être durable.

La routine matinale est donc bien plus qu'un enchaînement d'actions ; c'est une célébration quotidienne de l'autodiscipline et de l'auto-soin, un engagement envers notre croissance personnelle et professionnelle. En choisissant consciemment de débuter chaque journée par des activités qui renforcent notre corps, stimulent notre esprit et nourrissent notre âme, nous posons les fondations d'une vie plus épanouie et réussie. Cette pratique nous rappelle que chaque nouvelle aube est une opportunité de réaffirmer notre engagement envers nos aspirations les plus profondes, prenant ainsi une longueur d'avance sur le chemin de notre développement personnel.

Création de votre routine idéale

La fondation d'une routine matinale qui résonne véritablement avec vos besoins individuels et soutient vos ambitions repose sur une approche hautement personnalisée. L'unicité de chaque individu signifie qu'une pratique qui s'avère transformative pour une personne peut se révéler moins pertinente pour une autre. Ainsi, l'élaboration de votre routine idéale doit être guidée par une compréhension profonde de vos propres objectifs, de votre rythme de vie, et de ce qui vous inspire et vous motive réellement.

Le secret d'une routine matinale enrichissante ne réside pas dans la réplication rigide d'un ensemble d'activités prescrites, mais dans la sélection réfléchie et l'adaptation de pratiques qui nourrissent tant le corps que l'esprit. Il s'agit de créer un espace chaque matin qui n'est pas seulement dédié à l'accomplissement de tâches mais qui sert également de sanctuaire pour votre bien-être personnel, où la préparation à la journée à venir se fait avec intention et attention.

Commencer la journée par des gestes qui favorisent l'hydratation de votre corps, par exemple, peut sembler simple, mais c'est un acte fondamental de soin de soi qui réveille vos fonctions corporelles et mentales. De même, intégrer une forme d'exercice qui vous plaît réellement, plutôt que de suivre aveuglément les tendances, active votre énergie et votre concentration de manière durable. La méditation ou d'autres pratiques de pleine conscience vous permettent de vous ancrer dans le présent, réduisant le stress et clarifiant votre esprit pour les défis à venir.

Un petit déjeuner qui correspond à vos besoins nutritionnels spécifiques fournit le carburant essentiel pour démarrer la journée avec vigueur. Enfin, prendre un moment pour organiser vos pensées et planifier votre journée renforce votre sentiment de contrôle et d'orientation, essentiel pour naviguer dans un monde souvent imprévisible.

L'essence de la création de votre routine matinale idéale réside donc dans l'équilibre délicat entre la structure et la flexibilité, entre les pratiques éprouvées et l'expérimentation personnelle. Il est crucial d'écouter attentivement les réponses de votre corps et de votre esprit à différentes routines et d'ajuster en conséquence, sans se laisser décourager par les échecs ou les ajustements nécessaires. Ce processus d'ajustement continu n'est pas un signe de faiblesse, mais plutôt une manifestation de votre engagement à vivre pleinement, en harmonie avec vos véritables besoins et aspirations.

En fin de compte, la création de votre routine matinale idéale est un voyage d'auto-découverte, un chemin vers une meilleure compréhension de ce qui vous fait vous sentir le plus vivant, concentré et équilibré. C'est une invitation à célébrer chaque nouveau jour non pas comme une série d'obligations, mais comme une opportunité de cultiver la joie, la gratitude et le progrès personnel.

Mettre en pratique

Intégrer une routine matinale enrichissante dans votre quotidien ne se fait pas du jour au lendemain. Cela demande de la patience, de la persévérance et un engagement constant envers soi-même. Comme je l'ai vécu personnellement, les bénéfices d'une telle routine sont immenses, allant de l'amélioration de la productivité à une plus grande sérénité intérieure. Voici comment vous pouvez mettre en pratique ces éléments pour transformer vos matins, et par extension, votre vie.

Commencer la journée par hydrater votre corps est fondamental. Après plusieurs heures de sommeil, votre organisme a besoin d'eau pour se réveiller et activer ses fonctions vitales. Un grand verre d'eau, consommé à jeun, aide à réveiller votre système digestif, favorise l'élimination des toxines et prépare votre corps à mieux absorber les nutriments du petit déjeuner. Cette simple action peut également améliorer votre niveau d'énergie et votre clarté d'esprit dès les premières heures.

L'activité physique matinale joue un rôle clé dans la mise en place d'une journée productive. Il n'est pas nécessaire de s'engager dans un entraînement intense pour ressentir les bienfaits de l'exercice sur votre énergie et votre humeur. Une séance de yoga doux, une courte promenade ou quelques exercices de stretching peuvent suffire à stimuler la libération d'endorphines, vous procurant ainsi une sensation de bien-être et renforçant votre concentration pour les tâches à venir.

La méditation ou la pratique de la respiration profonde sont des outils puissants pour apaiser l'esprit et cultiver une présence attentive. Dédiées à la réduction de l'anxiété et à l'amélioration de la concentration, quelques minutes de méditation chaque matin peuvent transformer votre approche des défis quotidiens, vous permettant de les aborder avec plus de calme et de discernement.

Un petit déjeuner équilibré est essentiel pour démarrer la journée du bon pied. Il devrait inclure une variété de nutriments qui fournissent de l'énergie durable et soutiennent la fonction cognitive. Les protéines, les fibres, les bons gras et une source de glucides complexes sont les piliers d'un petit déjeuner nutritif qui vous aidera à rester alerte et efficace jusqu'au déjeuner.

Prendre un moment chaque matin pour organiser vos tâches et définir vos priorités est crucial pour une journée productive. Cette pratique vous aide à clarifier vos objectifs, à identifier les actions les plus importantes et à éviter de vous disperser. Une planification efficace vous permet de vous concentrer sur ce qui compte vraiment et d'optimiser votre temps et vos ressources.

Adopter une routine matinale qui intègre ces éléments est

un acte d'amour envers soi-même. C'est reconnaître que pour atteindre nos objectifs et réaliser notre potentiel, nous devons d'abord prendre soin de notre corps et de notre esprit. En tant qu'auteur ayant surmonté la procrastination et la peur de l'échec grâce à une routine matinale structurée, je suis convaincu de son pouvoir transformateur. Ce guide est votre compagnon dans ce voyage vers une vie plus accomplie, où chaque matin est une nouvelle opportunité de croissance et de succès.

JOUR 3 - LA PROCRASTINATION

Comprendre la procrastination : Causes et effets

La procrastination, souvent perçue comme une simple tendance à remettre au lendemain, cache en réalité une complexité et une profondeur insoupçonnées. Ce comportement, qui consiste à différer des tâches malgré la connaissance des conséquences négatives, est un obstacle majeur à la productivité et à l'accomplissement personnel. Pour surmonter efficacement la procrastination, une compréhension approfondie de ses causes et de ses effets est indispensable.

Causes de la Procrastination

La procrastination trouve ses racines dans divers facteurs psychologiques et comportementaux, souvent interconnectés et se renforçant mutuellement.

- **La Peur de l'Échec** est l'une des causes les plus courantes de la procrastination. Cette peur, parfois paralysante, naît de l'anticipation négative du jugement et de l'évaluation des autres. Elle conduit à éviter les tâches perçues comme menaçantes, dans le but de se protéger contre la possibilité de l'échec et ses conséquences émotionnelles.
- **Le Perfectionnisme**, quant à lui, est un double

tranchant. Si aspirer à l'excellence peut être moteur de réussite, le perfectionnisme mal adapté peut mener à une procrastination chronique. La crainte que les résultats ne soient pas à la hauteur des standards personnels extrêmement élevés peut conduire à éviter de commencer ou de terminer des tâches.

- **Un Manque de Motivation** découle souvent d'une absence de lien clair entre les tâches à accomplir et les objectifs ou valeurs personnels. Sans une motivation intrinsèque forte, les tâches peuvent sembler dénuées de sens, rendant leur report plus probable.
- **La Mauvaise Gestion du Temps** reflète une difficulté à organiser et à prioriser les tâches efficacement. Elle résulte souvent d'une sous-estimation du temps nécessaire à l'accomplissement des tâches ou d'une surcharge de travail, menant à une sensation d'accablement et, par conséquent, à la procrastination.

Effets de la Procrastination

Les conséquences de la procrastination sont multiples et touchent divers aspects de la vie.

- Sur le **plan professionnel**, la procrastination peut gravement nuire à la productivité et à la performance. Le report constant des tâches peut mener à des retards dans les projets, affecter la qualité du travail rendu et nuire à la réputation professionnelle.
- Sur le **plan personnel**, les effets se font sentir au niveau du bien-être émotionnel et physique. La procrastination génère un cycle de stress, d'anxiété et de culpabilité, exacerbé par la pression croissante à mesure que les échéances approchent. Cette tension constante peut avoir des répercussions néfastes sur la santé physique, entraînant des troubles du sommeil, une alimentation

déséquilibrée, ou encore un affaiblissement du système immunitaire.

- Sur le **plan relationnel**, la tendance à procrastiner peut également affecter les relations personnelles et professionnelles. Les engagements non tenus et les retards répétés peuvent éroder la confiance et le respect mutuels, nuisant ainsi aux collaborations et aux liens affectifs.

La procrastination est un défi complexe qui requiert une approche nuancée pour être surmonté. Comprendre ses
causes profondes et reconnaître ses effets délétères est le premier pas vers l'élaboration de stratégies efficaces pour la vaincre. En s'attaquant à la racine du problème, il est possible de libérer son potentiel, d'améliorer sa productivité et de vivre une vie plus équilibrée et épanouissante.

Stratégies pour vaincre la procrastination : Techniques de gestion du temps

Vaincre la procrastination est un défi que beaucoup d'entre nous rencontrent quotidiennement. L'un des aspects cruciaux pour surmonter cette tendance est une gestion efficace du temps. Cette compétence, lorsqu'elle est développée et appliquée de manière stratégique, peut transformer non seulement notre productivité mais aussi notre bien-être général.
La première étape pour améliorer la gestion du temps et combattre la procrastination est de reconnaître sa présence. Cette reconnaissance ne doit pas être perçue comme un aveu de faiblesse mais plutôt comme un acte d'auto-compassion et de compréhension. Il est essentiel d'accepter que la procrastination est un comportement humain normal et non un défaut de caractère. Cette prise de conscience crée un terrain propice à l'élaboration de stratégies ciblées pour la contrer.
Définir des objectifs clairs et réalisables est fondamental dans la lutte contre la procrastination. Des objectifs bien définis

fournissent une direction et un sens à nos efforts, rendant les tâches moins intimidantes et plus gérables. Il est important que ces objectifs soient spécifiques, mesurables, atteignables, pertinents et temporellement définis (SMART) pour maximiser leur efficacité.

La capacité à distinguer l'urgent de l'important est une compétence clé en gestion du temps. Prioriser les tâches en fonction de leur importance et de leur urgence aide à concentrer nos efforts là où ils comptent le plus. Des outils comme la matrice d'Eisenhower peuvent être utiles pour catégoriser les tâches et décider de l'ordre dans lequel les aborder.

Exercices Pratiques : Méthodes pour rester motivé

Pour intégrer efficacement ces techniques dans votre quotidien, il est utile de commencer par des exercices pratiques. Par exemple, expérimenter avec la technique Pomodoro pendant une semaine pour identifier les tâches pour lesquelles elle est la plus efficace. Ou encore, utiliser la planification inversée pour un projet spécifique et observer comment cela influence votre motivation et votre efficacité.

En fin de compte, la lutte contre la procrastination à travers une meilleure gestion du temps est un processus d'apprentissage continu. Il s'agit de trouver les méthodes qui résonnent le plus avec vos habitudes de travail et votre personnalité. En adoptant et en adaptant ces stratégies, vous vous donnez les moyens de surmonter la procrastination, améliorant ainsi non seulement votre productivité mais aussi votre satisfaction personnelle et professionnelle.

La motivation est l'essence même qui nous pousse à agir, à persévérer face aux défis et à surmonter la procrastination. Cependant, maintenir une motivation constante peut s'avérer difficile, surtout face à des tâches longues ou complexes. Heureusement, il existe des méthodes pratiques et des exercices pour cultiver et renforcer la motivation au quotidien.

La première étape pour rester motivé est de décomposer les grands objectifs en tâches plus petites et gérables. Cette approche, souvent appelée la méthode des "petits pas", permet de visualiser le progrès et de célébrer les succès intermédiaires, ce qui renforce la motivation. Pour chaque grand objectif, identifiez des étapes concrètes et célébrez chaque accomplissement, aussi petit soit-il. Cela crée une dynamique de réussite et maintient l'élan.

La puissance de la visualisation positive dans la construction de la motivation est indéniable. Prenez le temps chaque jour de vous visualiser atteignant vos objectifs. Imaginez le succès dans les moindres détails : comment vous vous sentez, à quoi ressemble l'environnement, quels sont les sons ou les paroles que vous entendez. Cette pratique stimule le cerveau de manière similaire à l'expérience réelle du succès, renforçant la motivation intrinsèque et la détermination à poursuivre vos objectifs.

Se récompenser pour avoir atteint des étapes importantes est un excellent moyen de rester motivé. Les récompenses peuvent varier selon les préférences personnelles, allant d'une pause café à une sortie ou un achat spécial. Il est également important de pratiquer l'auto-compassion. Reconnaître que le parcours vers l'atteinte des objectifs peut comporter des obstacles et s'autoriser à faire des erreurs sans jugement sévère aide à maintenir une attitude positive et motivée.

Intégrer des activités inspirantes dans votre routine quotidienne peut nourrir votre motivation. Que ce soit la lecture de citations motivantes, l'écoute de podcasts inspirants, ou la participation à des groupes de soutien, s'entourer de sources d'inspiration peut renouveler votre énergie et votre enthousiasme pour vos projets.

Tenir un journal de vos progrès est une méthode efficace pour rester motivé. Notez non seulement ce que vous avez accompli, mais aussi comment vous avez surmonté les défis. Réviser régulièrement ce journal peut révéler des patterns de succès et renforcer la conviction que les objectifs sont atteignables, même face à des difficultés.

S'entourer de personnes qui partagent des objectifs similaires ou qui vous encouragent peut grandement augmenter votre motivation. Que ce soit à travers des groupes de soutien en ligne, des coachs ou des mentors, le partage d'expériences et de conseils peut vous fournir l'élan nécessaire pour continuer à avancer, même lorsque la motivation faiblit.

Rester motivé est un processus dynamique qui requiert une attention constante et des ajustements réguliers. En appliquant ces méthodes et exercices pratiques, vous pouvez non seulement renforcer votre motivation mais aussi construire une résilience face à la procrastination et aux défis, vous permettant ainsi de réaliser vos objectifs avec succès et satisfaction.

JOUR 4 – LA GESTION DU TEMPS

Principes de la gestion du temps : Priorisation et planification

Maîtriser la gestion du temps est une compétence essentielle pour surmonter la procrastination, améliorer la concentration et, ultimement, réaliser nos objectifs les plus ambitieux. En tant que Mark Goleman, j'ai traversé le chemin difficile de la distraction et du report constant des tâches, pour découvrir finalement la puissance libératrice de la priorisation et de la planification. Permettez-moi de partager avec vous les principes fondamentaux de la gestion du temps qui m'ont aidé à transformer ma vie.

La priorisation est l'art de déterminer l'importance relative des tâches et des objectifs. Elle est fondamentale car, dans un monde où les distractions abondent et le temps semble toujours insuffisant, se concentrer sur ce qui compte vraiment est crucial.

- **Identifier ce qui est essentiel** : Commencez par distinguer les tâches qui contribuent directement à vos objectifs à long terme de celles qui sont moins critiques. Posez-vous la question : "Cette activité m'approche-t-elle de mes objectifs principaux ?" Si la réponse est non, il est peut-être temps de reconsidérer son importance.
- **La Matrice d'Eisenhower** : Cet outil de priorisation divise les tâches en quatre catégories : important et urgent, important mais non urgent, non important mais urgent,

et non important et non urgent. Investir votre temps dans les tâches importantes et urgentes est primordial, mais ne négligez pas les tâches importantes mais non urgentes – elles sont souvent cruciales pour votre croissance à long terme.

La planification transforme vos priorités en un plan d'action concret. C'est le processus de répartition de votre temps et de vos ressources de manière à maximiser votre efficacité et à atteindre vos objectifs de manière structurée.

- **Planification quotidienne** : Chaque jour, prenez le temps de planifier vos activités principales. Utilisez une liste de tâches ou un agenda pour organiser votre journée, en allouant des blocs de temps spécifiques à chaque tâche prioritaire.
- **Planification hebdomadaire** : Au-delà de la journée, une vue d'ensemble hebdomadaire vous permet d'équilibrer divers engagements et de vous assurer que vous progressez dans tous les domaines importants de votre vie.
- **Flexibilité** : Bien que la planification soit essentielle, restez flexible. Les imprévus font partie de la vie. La capacité à ajuster votre plan sans perdre de vue vos objectifs globaux est une compétence précieuse en soi.
- **Revue et ajustement** : Consacrez du temps chaque semaine pour réviser vos progrès. Qu'avez-vous accompli ? Quels obstacles avez-vous rencontrés ? Que pouvez-vous améliorer ? Cette réflexion est cruciale pour affiner continuellement votre approche de la gestion du temps.

En fin de compte, la priorisation et la planification ne sont pas simplement des stratégies de gestion du temps ; elles sont des expressions de votre engagement envers vous-même et vos aspirations. Elles demandent une réflexion profonde sur ce qui est vraiment important pour vous et la discipline pour suivre le chemin que vous avez tracé. En tant qu'individu qui a surmonté des défis significatifs en adoptant ces principes, je vous assure que le voyage en vaut la peine. La maîtrise de la gestion du temps ouvre la porte à une vie de réalisation, de bien-être et de succès.

Outils et techniques : Méthodes éprouvées pour une meilleure efficacité

Développée par Francesco Cirillo dans les années 80, la Technique Pomodoro est basée sur l'idée que des pauses fréquentes peuvent améliorer la clarté mentale et la concentration. Le principe est simple : travaillez intensément pendant 25 minutes, puis prenez une pause de 5 minutes. Toutes les quatre sessions, prenez une pause plus longue de 15 à 30 minutes. Cette méthode aide à maintenir un niveau élevé de concentration tout en évitant l'épuisement mental.

La planification inversée consiste à partir de votre objectif final et à travailler à rebours pour déterminer les étapes nécessaires pour l'atteindre. Cette approche vous aide à visualiser le chemin complet vers votre objectif, rendant plus facile l'identification des priorités et la mise en place d'un calendrier réaliste pour chaque étape.

Popularisée par David Allen dans sa méthode "Getting Things Done", la règle des deux minutes stipule que si une tâche peut être accomplie en deux minutes ou moins, elle doit être faite immédiatement. Cette technique aide à réduire la procrastination en encourageant l'accomplissement immédiat des petites tâches, libérant ainsi du temps et de l'énergie pour des projets plus conséquents.

Lorsque vous vous trouvez à procrastiner ou à éviter certaines tâches, demandez-vous "Pourquoi?" cinq fois de suite pour atteindre la racine du problème. Cette technique d'analyse peut révéler des blocages sous-jacents ou des croyances limitantes qui entravent votre efficacité et vous aider à trouver des solutions ciblées.

La Gestion des Priorités avec la Matrice d'Eisenhower

Cette méthode vous permet de catégoriser vos tâches en fonction de leur urgence et de leur importance, vous aidant ainsi à vous concentrer sur ce qui est véritablement crucial. Les tâches sont divisées en quatre quadrants : important et urgent, important mais non urgent, urgent mais non important, et ni urgent ni important. Cette distinction claire facilite la prise de décision quant à l'allocation de votre temps et de vos ressources.

Prenez quelques minutes chaque jour pour visualiser positivement vos succès futurs. Imaginez-vous accomplissant vos objectifs et ressentez les émotions associées à ces réussites. Cette pratique renforce la motivation, clarifie vos intentions et aligne votre subconscient avec vos aspirations.

En intégrant ces outils et techniques dans votre routine quotidienne, vous développerez une approche plus structurée et intentionnelle pour atteindre vos objectifs. Chacune de ces méthodes a été éprouvée non seulement dans ma propre expérience mais aussi par de nombreux professionnels à travers le monde. Elles représentent un investissement dans votre croissance personnelle et professionnelle, vous équipant pour surmonter les obstacles et réaliser pleinement votre potentiel.

Application quotidienne : Planifier votre journée efficacement

L'application quotidienne de principes de gestion du temps et d'efficacité est cruciale pour transformer vos objectifs en réalités tangibles. La planification de votre journée est l'une des compétences les plus puissantes que vous pouvez développer pour maximiser votre productivité tout en équilibrant votre bien-être personnel. Cela demande plus qu'une simple liste de tâches ; c'est un art qui nécessite réflexion, intention et une compréhension profonde de vos priorités.

La première étape pour planifier efficacement votre journée est de commencer avec une vision claire de ce que vous souhaitez accomplir. Cela signifie non seulement connaître vos tâches, mais aussi comprendre comment elles s'alignent avec vos objectifs à long terme. Prenez un moment chaque matin pour réfléchir à vos pri

orités : qu'est-ce qui, une fois accompli aujourd'hui, vous rapprochera de vos objectifs ?

Une fois que vous avez une idée claire de vos objectifs pour la journée, le processus de priorisation commence. Utilisez des méthodes comme la Matrice d'Eisenhower pour distinguer les tâches urgentes des tâches importantes. Souvent, nous nous laissons submerger par l'urgence au détriment de l'importance, ce qui peut nous éloigner de nos objectifs à long terme. Concentrez-vous sur ce qui a un impact significatif sur votre progression.

Avec vos tâches priorisées, l'étape suivante est de les insérer dans votre emploi du temps. La technique du blocage de temps est particulièrement efficace ici. Elle implique de diviser votre journée en blocs de temps dédiés à des types d'activités spécifiques. Cela peut inclure des blocs pour le travail concentré, les réunions, les pauses, et même le temps personnel. Cette approche vous aide à rester concentré sur une tâche à la fois et à éviter le piège du multitâche, qui peut diluer votre attention et réduire votre efficacité.

Intégrer des pauses dans votre emploi du temps est essentiel. Le cerveau humain n'est pas conçu pour se concentrer intensément pendant de longues périodes sans repos. Des pauses régulières, même courtes, peuvent revitaliser votre esprit et améliorer votre concentration et votre créativité. La Technique Pomodoro, mentionnée précédemment, est un excellent moyen d'assurer que vous prenez des pauses régulières tout en maintenant un niveau élevé de productivité.

La fin de la journée devrait être un moment de réflexion.

Examinez ce que vous avez accompli et comparez-le à vos objectifs initiaux. Quels obstacles avez-vous rencontrés ? Y a-t-il des tâches que vous avez systématiquement du mal à terminer ? Cette réflexion quotidienne est cruciale pour comprendre vos modèles de travail et pour ajuster votre planification en conséquence.

Enfin, tout en ayant un plan est essentiel, la flexibilité est tout aussi importante. Les imprévus font partie de la vie, et votre capacité à vous adapter sans perdre de vue vos objectifs globaux est une compétence précieuse. Ne vous laissez pas décourager par les jours où les choses ne se passent pas comme prévu. Ajustez votre plan et avancez.

La planification efficace de votre journée est une pratique qui allie la discipline à la flexibilité, la vision à l'action. En affinant cette compétence, vous ne vous contentez pas de traverser vos journées ; vous les sculptez activement pour refléter la vie que vous souhaitez mener. C'est dans ces moments quotidiens de choix intentionnels que se trouve le pouvoir de changer véritablement votre vie.

JOUR 5 - L'ALIMENTATION ET LA MAÎTRISE DE SOI

Lien entre alimentation et discipline : Comment la nourriture affecte l'humeur et la volonté

La relation entre l'alimentation et la maîtrise de soi est profonde et complexe, touchant à la fois notre humeur, notre énergie et notre capacité à exercer la volonté. Une alimentation équilibrée joue un rôle crucial dans le soutien de notre discipline personnelle, en influençant directement notre bien-être physique et mental. En tant que Mark Goleman, ayant personnellement expérimenté les fluctuations de la concentration et de la motivation liées à mes choix alimentaires, je souhaite explorer comment la nourriture affecte notre humeur et notre volonté, et comment nous pouvons utiliser cet impact à notre avantage.

L'humeur est étroitement liée à notre alimentation, en grande partie à cause de la manière dont certains aliments influencent les niveaux de neurotransmetteurs dans notre cerveau. Par exemple, les glucides augmentent la production de sérotonine, un neurotransmetteur qui contribue à nous sentir calmes et heureux. Cependant, il est crucial de distinguer les glucides complexes, comme les grains entiers, qui fournissent une libération d'énergie stable, des glucides simples, qui peuvent entraîner des pics et des chutes soudains de la glycémie, affectant négativement notre humeur et notre énergie.

Les acides gras oméga-3, trouvés dans le poisson gras, les noix et certaines graines, sont connus pour leur rôle dans la diminution du risque de dépression. Les protéines, fournissant des acides aminés essentiels, sont également vitales pour le bon fonctionnement du cerveau et peuvent influencer positivement notre humeur et notre énergie.

La volonté, ou la capacité à exercer la maîtrise de soi, peut être sapée par une alimentation inadéquate. Lorsque nous consommons des aliments riches en sucre et en graisses saturées, nous pouvons ressentir une augmentation temporaire de l'énergie et de la satisfaction, mais ces effets sont de courte durée. La baisse rapide de l'énergie qui suit peut réduire notre capacité à maintenir la concentration et à résister aux tentations, ce qui rend plus difficile l'adoption de comportements disciplinés.

Une alimentation équilibrée, riche en nutriments essentiels, soutient une énergie stable tout au long de la journée, renforçant ainsi notre volonté. En maintenant des niveaux de glycémie stables à travers des choix alimentaires sains, nous pouvons améliorer notre endurance mentale et notre capacité à nous concentrer, facilitant la prise de décisions réfléchies et la persévérance dans nos efforts.

Pour tirer parti de l'alimentation comme soutien à la maîtrise de soi, envisagez d'adopter les stratégies suivantes :

- **Privilégiez les Aliments Complets** : Choisissez des aliments peu transformés, riches en nutriments essentiels, pour soutenir la fonction cognitive et l'énergie.
- **Équilibrez votre Apport** : Assurez-vous que vos repas contiennent un bon équilibre de protéines, de glucides complexes et de bons gras pour maintenir l'énergie et la concentration.

- **Planifiez vos Repas** : Préparer à l'avance peut aider à éviter les choix alimentaires impulsifs et moins sains lorsque vous êtes pressé ou fatigué.
- **Hydratez-vous** : L'hydratation joue un rôle essentiel dans le maintien de la concentration et de l'énergie. Buvez régulièrement de l'eau tout au long de la journée.

En intégrant ces principes dans votre vie quotidienne, vous pouvez améliorer significativement votre humeur, votre énergie et votre capacité à exercer la maîtrise de soi. Une alimentation consciente et équilibrée est l'un des piliers d'une discipline personnelle forte, vous permettant de poursuivre vos objectifs avec détermination et clarté.

Aliments qui boostent la concentration et l'énergie : Guide nutritionnel

Pour optimiser notre concentration et notre énergie tout au long de la journée, il est essentiel de faire des choix alimentaires judicieux. Certains aliments ont le pouvoir de booster notre fonction cognitive, améliorer notre capacité de concentration et soutenir nos niveaux d'énergie de manière durable. Voici un guide nutritionnel dédié à ceux qui cherchent à maximiser leur potentiel à travers leur alimentation.

Les acides gras oméga-3 sont cruciaux pour le bon fonctionnement du cerveau et peuvent améliorer la concentration et la mémoire. On les trouve dans :

- Le poisson gras comme le saumon, le maquereau, et les sardines
- Les graines de chia, de lin et les noix, particulièrement les noix de Grenoble

Ces aliments contribuent à la santé des cellules cérébrales et peuvent même réduire le risque de dépression.

Les aliments à faible indice glycémique libèrent du glucose dans le sang de manière plus lente et constante, offrant ainsi une source d'énergie stable qui aide à maintenir la concentration. Incluez dans votre alimentation :

- Les légumes verts feuillus
- Les légumineuses comme les lentilles et les pois chiches
- Les grains entiers comme le quinoa, l'avoine et le riz brun

Les protéines maigres sont essentielles pour maintenir un niveau d'énergie constant et favoriser la concentration. Elles sont présentes dans :

- Les blancs de poulet ou de dinde
- Le poisson
- Les œufs
- Les produits laitiers à faible teneur en matière grasse
- Les protéines végétales, comme le tofu et les légumineuses

Ces sources de protéines aident également à la production de neurotransmetteurs bénéfiques pour le cerveau.

Riche en antioxydants, vitamines et minéraux, une variété de fruits et légumes peut améliorer la santé cognitive et la concentration. Intégrez dans votre régime :

- Les baies, comme les myrtilles, qui sont connues pour améliorer la mémoire et retarder le déclin cognitif
- Les légumes crucifères comme le brocoli, riches en composés qui soutiennent la fonction cérébrale
- Les agrumes et les fruits riches en vitamine C, qui ont montré des effets positifs sur la santé mentale

Les noix et les graines sont non seulement une excellente

source de protéines et de bons gras, mais elles contiennent également des vitamines, des minéraux et des antioxydants qui soutiennent la fonction cérébrale et la concentration. Le magnésium trouvé dans les amandes, par exemple, peut aider à réduire le stress et à améliorer le sommeil, deux facteurs importants pour la concentration.

En intégrant ces aliments et principes nutritionnels dans votre alimentation quotidienne, vous créez un environnement propice à une concentration optimale et à des niveaux d'énergie soutenus. Une alimentation consciente, centrée sur des aliments qui nourrissent le cerveau et le corps, est fondamentale pour atteindre un niveau supérieur de maîtrise de soi et de performance dans tous les aspects de votre vie.

Planification des repas : Préparation et consommation consciente

La planification des repas est une étape cruciale pour adopter une alimentation équilibrée qui soutient la concentration et l'énergie tout au long de la journée. Une approche réfléchie de la préparation et de la consommation des repas favorise non seulement une meilleure santé physique et mentale, mais elle renforce également la maîtrise de soi en évitant les choix alimentaires impulsifs et moins sains. Voici quelques stratégies pour intégrer efficacement la planification des repas et la consommation consciente dans votre routine quotidienne.

Planifier à l'avance permet de s'assurer que vous avez toujours à disposition des options alimentaires saines et nutritives. Cela aide à éviter les décisions de dernière minute qui peuvent mener à choisir des aliments peu nutritifs par commodité. De plus, la planification des repas peut contribuer à une meilleure gestion du budget alimentaire, réduire le gaspillage alimentaire et vous faire gagner du temps au quotidien.

Établir un Menu Hebdomadaire : Prenez le temps chaque

semaine pour décider des repas et des collations. Incluez une variété d'aliments pour vous assurer que vous recevez un spectre complet de nutriments. Pensez à intégrer des repas qui peuvent être préparés en grandes quantités et conservés pour plusieurs jours.

Faire une Liste de Courses : Une fois votre menu établi, créez une liste de courses détaillée. Cela vous aidera à rester organisé et à éviter les achats impulsifs lorsque vous êtes au supermarché.

Préparation en Avance : Consacrez quelques heures chaque semaine à préparer en avance certaines parties de vos repas. Cela peut inclure la cuisson de grains entiers, la préparation de protéines, ou le découpage de légumes. Avoir ces éléments prêts à l'emploi facilite grandement l'assemblage des repas pendant les jours chargés.

Consommation Consciente : Au-delà de la planification et de la préparation, la manière dont nous consommons nos repas a un impact significatif sur notre bien-être. La consommation consciente encourage une relation saine avec la nourriture, où l'attention est portée sur l'expérience de manger.

Écouter son Corps : Apprenez à reconnaître les signaux de faim et de satiété de votre corps. Cela aide à éviter de manger par ennui ou stress et encourage la consommation de quantités de nourriture adaptées à vos besoins réels.

Manger sans Distraction : Évitez de manger devant un écran ou en faisant autre chose. Se concentrer sur votre repas vous permet de mieux apprécier les saveurs et textures, et favorise la digestion.

Apprécier Chaque Bouchée : Prenez le temps de mastiquer lentement et d'apprécier pleinement votre nourriture. Cela améliore la digestion et l'absorption des nutriments, tout en augmentant la satisfaction du repas.

En intégrant la planification des repas et la consommation consciente dans votre vie, vous créez un environnement qui favorise une alimentation équilibrée et attentive. Cela non seulement soutient votre santé physique et mentale, mais renforce également votre discipline personnelle, vous équipant mieux pour faire face aux défis quotidiens avec énergie et concentration.

JOUR 6 - LA PUISSANCE DE L'AFFIRMATION POSITIVE

Introduction aux affirmations : Comprendre leur impact

Les affirmations sont des énoncés positifs formulés au temps présent, conçus pour renforcer la confiance en soi et promouvoir un état d'esprit positif. Dans le cadre du développement personnel, elles sont utilisées pour transformer les pensées négatives ou limitantes en convictions positives, soutenant ainsi les objectifs et aspirations individuels. Leur impact sur notre bien-être mental et notre capacité à atteindre nos objectifs est significatif et bien documenté. Dans cette introduction aux affirmations, nous explorerons comment elles fonctionnent et pourquoi elles sont un outil puissant pour la maîtrise de soi et l'amélioration de la qualité de vie.

L'impact des affirmations repose sur le principe de la plasticité neuronale, la capacité du cerveau à se reconfigurer en réponse à de nouvelles expériences ou apprentissages. Lorsque nous répétons régulièrement des affirmations positives, nous encourageons notre cerveau à adopter ces nouvelles croyances comme réalité. Ce processus peut aider à modifier les schémas de pensée négatifs et à instaurer une vision plus positive de soi-même et de ses capacités.

Les affirmations agissent comme des rappels de notre valeur intrinsèque et de nos objectifs. En affirmant régulièrement notre capacité à surmonter les obstacles, à réussir dans nos entreprises, ou à incarner les qualités que nous désirons, nous renforçons notre estime de soi et notre motivation. Cela crée un cercle vertueux : plus nous croyons en notre potentiel, plus nous sommes susceptibles de prendre des mesures concrètes pour réaliser nos ambitions.

Pour que les affirmations soient efficaces, elles doivent être personnelles, spécifiques et formulées positivement. Par exemple, au lieu de dire "Je ne suis pas stressé", privilégiez "Je suis calme et centré". Voici quelques conseils pour intégrer les affirmations dans votre routine quotidienne :

- **Sélectionnez des Affirmations qui Résonnent :** Choisissez des affirmations qui ont un sens personnel fort et qui sont alignées avec vos objectifs et valeurs.
- **Répétez-les Quotidiennement :** Consacrez un moment chaque jour à répéter vos affirmations, idéalement à voix haute et devant un miroir.
- **Visualisez :** En prononçant vos affirmations, essayez de visualiser ce qu'elles représentent, renforçant ainsi leur impact émotionnel et mental.
- **Soyez Constant :** L'efficacité des affirmations repose sur leur répétition régulière. Intégrez-les dans votre routine matinale ou vos rituels de méditation pour en maximiser les bénéfices.

Les affirmations peuvent jouer un rôle significatif dans l'amélioration du bien-être mental et émotionnel. En nous aidant à focaliser sur le positif, elles réduisent le stress et l'anxiété, améliorent notre humeur et renforcent notre résilience face aux défis. De plus, elles peuvent encourager des comportements plus sains et une plus grande proactivité dans la poursuite de nos objectifs.

En conclusion, les affirmations sont bien plus qu'une simple pratique de pensée positive. Elles sont un outil puissant de transformation personnelle, capable d'influencer notre perception de nous-mêmes et du monde autour de nous. En comprenant leur impact et en les intégrant consciemment dans notre vie quotidienne, nous pouvons renforcer notre maîtrise de soi, améliorer notre bien-être et avancer avec confiance vers la réalisation de nos aspirations les plus profondes.

Créer vos affirmations personnelles : Guide pour des affirmations efficaces

La création d'affirmations personnelles efficaces est un art qui nécessite réflexion et introspection. Ces énoncés positifs et motivants peuvent devenir de puissants outils de changement, à condition qu'ils soient bien conçus et en alignement avec vos aspirations profondes. Voici un guide étape par étape pour vous aider à créer vos propres affirmations, celles qui résonneront avec votre être intérieur et soutiendront vos objectifs de croissance personnelle.

Avant de créer vos affirmations, il est essentiel de définir clairement vos objectifs. Que souhaitez-vous accomplir ? Quels aspects de votre vie cherchez-vous à améliorer ? Vos objectifs peuvent concerner votre carrière, vos relations, votre santé, votre bien-être émotionnel, ou tout autre domaine important pour vous. La clarté de vos intentions est la première étape vers des affirmations significatives et ciblées.

Vos affirmations doivent être formulées de manière positive et au temps présent, comme si l'objectif était déjà atteint. Au lieu de dire "Je ne veux pas être stressé", optez pour "Je suis calme et en paix". Cette approche positive aide à programmer votre esprit à adopter une perspective plus optimiste et à attirer les expériences positives.

Plus vos affirmations sont spécifiques, plus elles sont puissantes.

Au lieu d'une affirmation générale comme "Je suis heureux", précisez ce qui vous rend heureux ou comment vous manifestez ce bonheur dans votre vie. Par exemple, "Je trouve de la joie dans mes interactions quotidiennes avec mes amis et ma famille".

L'efficacité d'une affirmation est amplifiée par l'émotion qu'elle suscite. Essayez de ressentir l'émotion associée à votre affirmation pendant que vous la répétez. Si votre affirmation est "Je suis confiant et compétent dans mon travail", imaginez-vous ressentir cette confiance et cette compétence, visualisez les réussites qui en découlent.

La répétition est clé pour ancrer vos affirmations dans votre esprit. Intégrez-les dans votre routine quotidienne, répétez-les à voix haute chaque matin, ou écrivez-les dans un journal. La constance renforce le message de l'affirmation et contribue à transformer progressivement vos pensées et attitudes.

Vos affirmations ne sont pas gravées dans le marbre. Avec le temps, vos objectifs et aspirations peuvent évoluer. N'hésitez pas à réévaluer régulièrement vos affirmations et à les ajuster en fonction de votre croissance personnelle et des changements dans vos objectifs.

Exemples d'Affirmations Personnelles

- "Je suis pleinement engagé(e) et passionné(e) par mon projet professionnel."
- "Chaque jour, je choisis de m'alimenter de manière saine et nourrissante pour mon corps."
- "Je suis digne d'amour et entretiens des relations enrichissantes et soutenantes."
- "Je fais face aux défis avec courage et résilience, apprenant de chaque expérience."

Créer vos propres affirmations est un voyage personnel vers une meilleure compréhension de soi et une affirmation de vos désirs les plus profonds. En suivant ces étapes et en pratiquant régulièrement, vous forgez un outil puissant pour la maîtrise de soi, le bien-être et la réalisation personnelle.

Intégration quotidienne des affirmations : Pratiques pour renforcer leur puissance

L'intégration quotidienne des affirmations dans votre routine peut transformer profondément votre état d'esprit, renforcer votre confiance en vous et vous aider à réaliser vos objectifs. Pour que ces affirmations soient véritablement efficaces, elles doivent être pratiquées régulièrement et avec intention. Voici des stratégies pour intégrer les affirmations dans votre vie quotidienne et maximiser leur impact.

Faites des affirmations le premier acte de votre routine matinale. Avant même de consulter votre téléphone ou de penser à votre liste de tâches, prenez un moment pour vous concentrer sur vos affirmations. Cette pratique installe une base positive pour la journée et oriente votre esprit vers vos objectifs et valeurs.

Aménagez un coin chez vous dédié à votre pratique des affirmations. Cela peut être un petit autel avec des objets qui vous inspirent, comme des bougies, des pierres, des photos ou des citations. Cet espace physique sert de rappel constant de votre engagement envers votre croissance personnelle.

Placez des rappels de vos affirmations dans des endroits que vous fréquentez souvent durant la journée. Cela peut être un post-it sur le miroir de votre salle de bain, un fond d'écran sur votre téléphone ou ordinateur, ou même un bracelet avec une affirmation gravée. Ces rappels visuels aident à garder vos affirmations à l'esprit tout au long de la journée.

Intégrez vos affirmations à des routines bien établies pour renforcer leur pratique. Par exemple, répétez vos affirmations pendant que vous vous brossez les dents, faites de l'exercice ou préparez le dîner. L'association d'affirmations à des habitudes quotidiennes garantit leur intégration régulière dans votre emploi du temps.

Consacrez un moment chaque jour à la méditation, en vous concentrant spécifiquement sur vos affirmations. Visualisez-vous vivant les réalités que vos affirmations cherchent à manifester. Ressentez les émotions associées à ces réalisations comme si elles étaient déjà votre réalité. Cette pratique renforce le lien entre vos affirmations et votre subconscient.

Prononcez vos affirmations à voix haute devant un miroir. Entendre votre propre voix déclarer ces vérités positives renforce leur authenticité et leur impact. Cette méthode est particulièrement puissante pour construire l'estime de soi et la confiance.

Gardez un journal dédié à vos affirmations et à vos réflexions sur leur pratique. Notez comment vous vous sentez avant et après avoir répété vos affirmations, ainsi que tout changement que vous observez dans votre vie en conséquence de cette pratique. Ce journal peut devenir une source d'inspiration et un moyen de suivre vos progrès.

La clé de l'efficacité des affirmations réside dans leur répétition constante. Faites-en une pratique non négociable de votre routine quotidienne, au même titre que se brosser les dents ou prendre une douche. La régularité transforme les affirmations en croyances profondes, ancrant fermement ces vérités dans votre esprit.

En intégrant les affirmations dans votre quotidien à travers ces pratiques, vous créez un puissant outil de transformation personnelle. Les affirmations ne sont pas de simples mots, mais des semences plantées dans le sol fertile de votre esprit, destinées à fleurir en réalisations tangibles et en une vie pleinement vécue.

JOUR 7 - L'ART DE LA GRATITUDE

Bienfaits de la gratitude sur la psyché : Recherche et études de cas

L'art de la gratitude est une pratique qui transforme, ayant un impact profond sur notre bien-être psychologique et notre qualité de vie globale. Cultiver un état d'esprit de gratitude peut améliorer notre santé mentale, renforcer nos relations et augmenter notre satisfaction générale. Des recherches approfondies et diverses études de cas ont mis en évidence les bienfaits significatifs de la gratitude sur la psyché, soulignant son rôle crucial dans le développement personnel et la maîtrise de soi.

Des études ont montré que la pratique régulière de la gratitude peut réduire les symptômes de dépression et d'anxiété. En se concentrant sur ce pour quoi nous sommes reconnaissants, nous déplaçons notre attention des pensées négatives vers des aspects plus positifs de notre vie, ce qui peut améliorer notre humeur et notre perspective générale. La gratitude aide également à cultiver une vision plus optimiste de la vie, renforçant notre résilience face aux défis et aux revers.

La gratitude joue un rôle clé dans le renforcement des relations. Exprimer de la gratitude envers les autres favorise des liens plus forts et plus significatifs. Reconnaître et apprécier les contributions des autres à notre vie peut non seulement améliorer nos relations existantes mais aussi faciliter de nouvelles connexions. Des études ont démontré que les personnes qui pratiquent régulièrement la gratitude rapportent des niveaux plus élevés de soutien social et une moindre sensation de solitude.

La gratitude peut augmenter significativement notre satisfaction générale de vie. En appréciant ce que nous avons, plutôt que de nous concentrer sur ce qui nous manque, nous pouvons trouver un plus grand contentement dans notre situation actuelle. Cela ne signifie pas ignorer les aspects de notre vie que nous souhaitons améliorer, mais plutôt reconnaître et célébrer les bonheurs et les réussites que nous expérimentons déjà. Les recherches indiquent que les personnes qui tiennent un journal de gratitude rapportent une plus grande satisfaction de vie par rapport à celles qui ne le font pas.

La gratitude a également des effets bénéfiques mesurables sur notre santé physique. Les personnes qui pratiquent la gratitude régulièrement ont tendance à avoir une meilleure qualité de sommeil, moins de symptômes physiques de stress et une meilleure capacité à gérer la douleur. De plus, la gratitude peut même avoir un effet positif sur la santé cardiaque, réduisant potentiellement le risque de maladies chroniques liées au stress.

Intégrer la gratitude dans votre vie quotidienne peut être simple et enrichissant. Voici quelques pratiques pour commencer :

- **Tenir un Journal de Gratitude :** Prenez un moment chaque jour pour noter trois choses pour lesquelles vous êtes reconnaissant.
- **Exprimer la Gratitude envers les Autres :** Faites un effort conscient pour dire merci et montrer votre appréciation aux personnes dans votre vie.
- **Méditation de Gratitude :** Consacrez du temps à la méditation, en vous concentrant sur les sentiments de gratitude.

En pratiquant la gratitude, nous ouvrons la porte à une vie plus épanouie et satisfaisante. Elle nous permet de voir au-delà des difficultés temporaires et de reconnaître la richesse et l'abondance qui nous entourent, renforçant notre bien-être mental et émotionnel et nous guidant vers une plus grande maîtrise de soi.

Tenir un journal de gratitude : Conseils pour une pratique régulière

Tenir un journal de gratitude est une pratique simple mais profondément transformatrice qui peut augmenter votre conscience et appréciation des aspects positifs de votre vie. Enregistrer régulièrement les choses pour lesquelles vous êtes reconnaissant peut non seulement améliorer votre humeur et votre bien-être général, mais aussi renforcer votre résilience face aux défis de la vie. Voici quelques conseils pour intégrer cette pratique enrichissante dans votre routine quotidienne et en maximiser les bénéfices.

La régularité est clé dans la pratique de la gratitude. Choisissez un moment de la journée qui vous convient le mieux pour écrire dans votre journal, que ce soit le matin pour commencer la journée sur une note positive, ou le soir pour réfléchir aux événements de la journée. L'important est de trouver un moment où vous pouvez être calme et concentré, sans distractions.

Votre environnement peut grandement influencer votre état d'esprit lors de l'écriture. Créez un espace paisible et inspirant où vous aimez passer du temps. Cela peut être un coin de votre chambre, un bureau, ou même un parc à proximité. L'essentiel est que cet espace soit associé à la réflexion et à la positivité.

Le choix de votre journal est personnel. Optez pour un carnet qui vous inspire et vous incite à écrire. Certains préfèrent les journaux avec des citations ou des illustrations motivantes, tandis que d'autres choisissent un design simple qui reflète la sérénité. Peu importe votre choix, assurez-vous que votre journal vous donne envie de maintenir votre pratique.

Lorsque vous notez ce pour quoi vous êtes reconnaissant, essayez d'être aussi spécifique que possible. Plutôt que d'écrire des généralités, détaillez les expériences particulières, les personnes, ou même les moments précis qui ont éveillé votre gratitude. Cette spécificité enrichit votre expérience et renforce votre capacité à reconnaître la gratitude dans des situations variées.

La gratitude ne doit pas être réservée uniquement aux grands événements ou succès. Les petites joies quotidiennes, comme un délicieux café le matin, le sourire d'un ami, ou même le calme d'une nuit étoilée, sont tout aussi dignes de reconnaissance. En appréciant les petites choses, vous cultivez une sensibilité accrue aux aspects positifs de la vie.

Pour chaque point de gratitude que vous notez, prenez un moment pour réfléchir à son impact sur votre journée ou votre vie. Comment cette chose a-t-elle amélioré votre humeur, changé votre perspective, ou même influencé vos actions ? Cette réflexion renforce le lien entre la gratitude et ses effets positifs sur votre bien-être.

Bien que le journal de gratitude soit une pratique personnelle, partager occasionnellement vos réflexions avec des amis ou des proches peut enrichir vos relations et multiplier les bienfaits de la gratitude. Le partage crée un cercle vertueux de reconnaissance et d'appréciation qui peut inspirer les autres à adopter une attitude de gratitude dans leur propre vie.

En tenant un journal de gratitude, vous vous engagez dans une pratique qui non seulement illumine votre propre vie, mais peut aussi rayonner positivement sur ceux qui vous entourent. Cette habitude vous aide à reconnaître et à célébrer la beauté et la richesse de chaque jour, vous guidant vers une vie plus épanouie et reconnaissante.

Vivre dans la gratitude : Exercices pour cultiver un état d'esprit reconnaissant

Vivre dans la gratitude est une pratique qui peut transformer notre perception de la vie, nous permettant de reconnaître et d'apprécier la valeur de chaque moment et de chaque expérience. Cultiver un état d'esprit reconnaissant ne se limite pas à la tenue d'un journal de gratitude ; cela peut impliquer une série d'exercices quotidiens qui renforcent notre capacité à voir le bon même dans les défis. Voici quelques exercices pratiques pour vous aider à vivre dans un état de gratitude plus profond.

Commencez ou terminez votre journée par une méditation de gratitude. Trouvez un endroit calme, fermez les yeux et respirez profondément. Concentrez-vous sur votre respiration, puis commencez à penser à toutes les choses pour lesquelles vous êtes reconnaissant. Visualisez chaque élément, ressentez la gratitude remplir votre corps. Cette pratique peut vous aider à commencer ou à finir la journée avec une note positive et reconnaissante.

Engagez-vous dans un défi de gratitude de 21 jours, où chaque jour, vous identifiez et notez trois nouvelles choses pour lesquelles vous êtes reconnaissant. L'objectif est de vous pousser à chercher activement le positif dans votre vie, même dans les petites choses, et de reconnaître la diversité des bénédictions autour de vous.

Pensez à des personnes qui ont eu un impact positif sur votre vie et prenez le temps de leur écrire une lettre ou un message de gratitude. Exprimer votre reconnaissance peut non seulement renforcer vos relations mais aussi augmenter votre propre sentiment de gratitude.

Pratiquer la pleine conscience au cours de la journée peut vous aider à cultiver la gratitude. Cela peut être aussi simple que de prendre un moment pour apprécier pleinement un repas, savourer la sensation du soleil sur votre peau, ou écouter attentivement un être cher. La pleine conscience nous encourage à vivre dans le présent et à apprécier la richesse de l'instant.

Créez un espace visuel dans votre maison où vous pouvez

afficher des notes, des photos ou des objets qui représentent des choses pour lesquelles vous êtes reconnaissant. Ce "mur de gratitude" sert de rappel quotidien des aspects positifs de votre vie et peut être particulièrement réconfortant lors des jours difficiles.

Avant de vous endormir, prenez quelques minutes pour réfléchir à votre journée et identifier les moments ou les expériences pour lesquelles vous êtes reconnaissant. Cette réflexion du soir peut aider à atténuer le stress et à favoriser un sommeil paisible et régénérateur.

Reconnaître la valeur des expériences difficiles est aussi une forme de gratitude. Essayez de voir chaque défi comme une opportunité de croissance et de développement personnel. Demandez-vous ce que vous avez appris de l'expérience et comment elle a contribué à votre parcours.

En intégrant ces exercices dans votre routine quotidienne, vous développez une pratique de gratitude qui enrichit votre vie de manière significative. Vivre dans la gratitude vous ouvre à une existence plus joyeuse, plus équilibrée et plus épanouissante, marquée par une appréciation profonde pour les cadeaux de chaque jour.

JOUR 8 – LA MÉDITATION ET LA PLEINE CONSCIENCE

Bases de la méditation : Techniques pour débutants

La méditation et la pleine conscience sont des pratiques puissantes qui ont le potentiel de transformer notre expérience de la vie, en améliorant notre bien-être mental, émotionnel et physique. Pour ceux qui débutent dans ces pratiques, comprendre les bases et apprendre des techniques simples peut être le premier pas vers une vie plus équilibrée et consciente. Voici quelques techniques de méditation et principes de pleine conscience adaptés aux débutants.

La méditation est une pratique ancienne qui consiste à entraîner l'esprit à se concentrer et à atteindre un état de calme et de clarté. L'objectif n'est pas de vider l'esprit de toutes pensées, mais plutôt d'apprendre à observer ces pensées sans jugement et sans s'y attacher, permettant ainsi une plus grande paix intérieure et une conscience de l'instant présent.

La méditation sur la respiration est l'une des techniques les plus accessibles pour les débutants. Elle implique de se concentrer uniquement sur votre respiration : comment l'air entre et sort de votre corps, la sensation de l'air qui passe par vos narines, l'expansion et la contraction de votre abdomen. Chaque fois que votre esprit commence à vagabonder, doucement, ramenez votre attention sur votre respiration.

La méditation guidée, souvent accessible via des applications ou des vidéos en ligne, est une excellente option pour les débutants. Un guide vocal vous mènera à travers un scénario relaxant ou vous donnera des instructions spécifiques sur où diriger votre attention, vous aidant ainsi à rester concentré et à engager votre esprit de manière productive.

La pleine conscience implique d'être pleinement présent et engagé avec l'instant, sans jugement. Vous pouvez pratiquer la pleine conscience à tout moment : en mangeant, en marchant, ou même en écoutant. L'objectif est de vous immerger complètement dans l'activité actuelle, en observant chaque sensation et chaque détail avec curiosité et ouverture.

Conseils pour Cultiver une Pratique Régulière
Trouvez un Espace Dédié : Créez un coin paisible chez vous où vous pourrez méditer sans être dérangé. Cela aidera à établir votre routine de méditation comme un rituel sacré.

Définissez un Temps Spécifique : Comme pour toute nouvelle habitude, il est utile de méditer à la même heure chaque jour. Même cinq minutes par jour peuvent avoir un impact significatif.

Soyez Patient et Bienveillant envers Vous-même : La méditation est une compétence qui se développe avec le temps. Ne vous découragez pas si votre esprit vagabonde fréquemment au début. La clé est de revenir doucement à votre point de focalisation sans jugement.

Explorez Différentes Techniques : Il existe de nombreuses formes de méditation. Si une technique ne vous convient pas, n'hésitez pas à en essayer une autre. L'important est de trouver celle qui résonne le plus avec vous.

La méditation et la pleine conscience offrent un chemin vers une plus grande paix intérieure, une meilleure gestion du stress et une appréciation accrue de la vie. En commençant par ces techniques simples et en pratiquant régulièrement, vous pouvez ouvrir la porte à une transformation profonde et durable de votre bien-être.

Pleine conscience au quotidien : Appliquer la pleine conscience dans la vie de tous les jours

Intégrer la pleine conscience dans la vie de tous les jours est un puissant moyen d'améliorer votre qualité de vie, de réduire le stress et d'augmenter votre appréciation des moments quotidiens. La pleine conscience consiste à être pleinement présent et engagé avec l'expérience actuelle, sans jugement. Voici des façons pratiques d'appliquer la pleine conscience dans différentes facettes de votre vie quotidienne.

Transformez chaque repas en une pratique de pleine conscience en vous concentrant pleinement sur l'expérience de manger. Observez la couleur, la texture et l'odeur de votre nourriture. Mastiquez lentement, en appréciant chaque saveur et chaque sensation. Manger en pleine conscience peut non seulement améliorer votre digestion, mais aussi vous aider à reconnaître les signaux de satiété de votre corps, évitant ainsi la suralimentation.

Que ce soit lors d'une promenade dans un parc ou simplement en vous déplaçant d'un point à un autre, pratiquez la marche en pleine conscience. Concentrez-vous sur le sentiment de vos pieds touchant le sol, sur le rythme de votre respiration, et sur les sons et les sites autour de vous. Cette pratique peut transformer un simple déplacement en une opportunité de se reconnecter avec l'instant présent.

Lorsque vous interagissez avec les autres, pratiquez l'écoute consciente. Cela signifie être totalement présent avec l'autre personne, sans préparer votre réponse pendant qu'elle parle. L'écoute consciente favorise des relations plus profondes et plus significatives, car elle montre à votre interlocuteur que vous valorisez réellement ce qu'il a à dire.

Appliquez la pleine conscience à votre travail en vous concentrant entièrement sur la tâche à accomplir, sans laisser votre esprit vagabonder vers d'autres préoccupations. Cela peut aider à améliorer la qualité de votre travail et à augmenter votre productivité, tout en réduisant le sentiment d'être submergé.

Utilisez la pleine conscience comme un outil pour gérer le stress. Lorsque vous vous sentez tendu ou anxieux, prenez un moment pour vous concentrer sur votre respiration, en observant chaque inspiration et expiration. Cette simple pratique peut aider à calmer l'esprit et à réduire les niveaux de stress.

Intégrez la gratitude dans votre pratique de la pleine conscience en prenant le temps chaque jour de réfléchir aux choses pour lesquelles vous êtes reconnaissant. Cette combinaison peut augmenter significativement votre bien-être général et votre satisfaction de vie.

L'intégration de la pleine conscience dans votre vie ne doit pas être écrasante. Commencez petit, en choisissant une ou deux pratiques à intégrer dans votre routine quotidienne. Avec le temps, vous pouvez élargir votre pratique à d'autres domaines de votre vie.

La pleine conscience au quotidien est une invitation à vivre plus pleinement, à apprécier chaque moment et à cultiver un état de paix intérieure. En pratiquant régulièrement, vous découvrirez peut-être que les moments les plus ordinaires contiennent souvent une beauté et une joie extraordinaires.

Méditation guidée : Ressources et pratiques recommandées

La méditation guidée est une excellente porte d'entrée dans le monde de la méditation, en particulier pour les débutants ou ceux qui trouvent difficile de méditer seuls. Grâce à la guidance d'une voix externe, ces séances peuvent aider à focaliser l'esprit, à faciliter la relaxation et à promouvoir un état de bien-être profond. Voici une sélection de ressources et de pratiques recommandées pour intégrer la méditation guidée dans votre routine de bien-être.

Headspace : Conçue pour les débutants comme pour les méditants expérimentés, cette application offre une grande variété de séances guidées, des programmes thématiques (comme la gestion du stress ou le sommeil) et des mini-méditations pour la vie quotidienne.

Calm : Reconnue pour ses histoires du soir pour adultes et ses méditations guidées, Calm propose des exercices pour réduire l'anxiété, améliorer le sommeil et renforcer la concentration. Les sessions varient en durée, ce qui est parfait pour s'adapter à différents emplois du temps.

Insight Timer : Avec une bibliothèque riche de plus de 30 000 méditations gratuites, Insight Timer offre une immense variété de pratiques guidées par des enseignants du monde entier. Que vous cherchiez à améliorer votre sommeil, à réduire votre stress ou simplement à trouver un moment de calme, vous trouverez des options adaptées à vos besoins.

Chaînes YouTube pour la Méditation Guidée
The Honest Guys : Cette chaîne propose une vaste gamme de méditations guidées, y compris des méditations pour le sommeil, la relaxation profonde et la réduction du stress. Leurs sessions immersives incluent souvent des paysages sonores naturels pour aider à la relaxation.

Michael Sealey : Michael Sealey offre des méditations guidées et des hypnoses pour aider à surmonter l'insomnie, l'anxiété et divers blocages personnels. Sa voix apaisante et ses scripts bien pensés sont particulièrement efficaces pour induire la relaxation et le bien-être.

Livres sur la Méditation Guidée

"Où tu vas, tu es" de Jon Kabat-Zinn : Dans cet ouvrage, Jon Kabat-Zinn, fondateur de la Clinique de Réduction du Stress par la Pleine Conscience et du Centre pour la Pleine Conscience en Médecine, Santé et Société à l'Université du Massachusetts, explore comment la pleine conscience et la méditation peuvent être intégrées dans la vie quotidienne. Bien que le livre ne soit pas exclusivement sur la méditation guidée, il offre des insights précieux sur la pratique de la pleine conscience.

"Méditer jour après jour" de Christophe André : Ce livre est un guide pratique qui introduit les lecteurs à la méditation et à la pleine conscience à travers des exercices quotidiens. Chaque chapitre comprend une méditation guidée, facilitant l'apprentissage et la pratique régulière.

Pratiques pour Maximiser les Bénéfices

- **Routine Régulière** : Essayez de méditer à la même heure chaque jour pour développer une routine. La régularité renforce l'habitude et augmente les bienfaits de la pratique.
- **Espace Dédié** : Créez un espace paisible et confortable où vous pouvez pratiquer sans être dérangé.
- **Ouverture d'Esprit** : Approchez chaque séance sans attentes spécifiques. Soyez ouvert à l'expérience et aux sensations qui émergent.
- **Journal de Méditation** : Tenez un journal de vos expériences de méditation. Notez vos réflexions, vos sentiments et les changements que vous observez dans votre bien-être général.

La méditation guidée est un outil précieux pour ceux qui cherchent à améliorer leur qualité de vie à travers la pratique de la pleine conscience. En explorant différentes ressources et en s'engageant dans une pratique régulière, vous pouvez découvrir les profonds bienfaits de la méditation sur votre santé mentale, émotionnelle et physique.

JOUR 9 – L'EXERCICE PHYSIQUE POUR LA DISCIPLINE MENTALE

Lien entre activité physique et maîtrise de soi : Avantages pour le cerveau et l'humeur

L'activité physique régulière est largement reconnue pour ses bienfaits sur la santé physique, mais son impact sur la discipline mentale, la maîtrise de soi et le bien-être psychologique est tout aussi significatif. S'engager dans un exercice régulier peut transformer non seulement notre corps mais aussi notre esprit, en renforçant notre capacité à gérer le stress, à surmonter les défis et à maintenir un état d'esprit positif. Dans ce chapitre, nous explorerons comment l'exercice physique contribue à la discipline mentale et améliore la fonction cérébrale et l'humeur. La recherche a montré que l'exercice physique régulier stimule la neurogenèse, c'est-à-dire la création de nouveaux neurones dans le cerveau, particulièrement dans l'hippocampe, une région associée à la mémoire et à l'apprentissage. Cette augmentation de la neuroplasticité améliore les fonctions cognitives, telles que la concentration, la mémoire et la capacité de résolution de problèmes, des compétences essentielles pour la discipline mentale et la maîtrise de soi.

L'activité physique est un puissant réducteur de stress. Elle augmente la production de neurotransmetteurs, comme les endorphines et la sérotonine, souvent appelés les hormones du bonheur, qui peuvent améliorer l'humeur et réduire les sentiments d'anxiété et de dépression. Par ailleurs, l'exercice aide à diminuer les niveaux de cortisol, l'hormone du stress, favorisant ainsi un état de calme et de bien-être.

S'engager dans un programme d'exercice régulier demande et renforce la discipline et la persévérance. Chaque séance d'entraînement est une occasion de pratiquer la mise en place d'objectifs, le suivi de progrès et la gestion du temps – des compétences transférables qui peuvent améliorer la discipline dans d'autres domaines de la vie. De plus, le renforcement de la volonté à travers l'exercice physique peut augmenter la capacité globale de maîtrise de soi, facilitant la résistance aux tentations et la prise de décisions saines.

L'exercice physique régulier contribue également à une meilleure image de soi et à une estime de soi accrue. Atteindre des objectifs de fitness, améliorer sa condition physique ou simplement s'engager régulièrement dans l'activité physique peut renforcer la confiance en soi et le sentiment de réalisation personnelle. Cette amélioration de l'estime de soi est essentielle pour cultiver une forte discipline mentale.

Conseils pour Intégrer l'Exercice dans Votre Vie

- **Trouvez une Activité que Vous Aimez** : La clé de la régularité est de pratiquer une activité qui vous plaît, que ce soit la course à pied, le yoga, la natation ou le cyclisme.
- **Définissez des Objectifs Réalisables** : Fixez-vous des objectifs spécifiques, mesurables et atteignables pour rester motivé et concentré.
- **Soyez Constant mais Flexible** : Essayez de faire de l'exercice une partie régulière de votre routine quotidienne, mais soyez aussi prêt à ajuster votre programme selon vos besoins et circonstances.

- **Écoutez Votre Corps** : L'exercice doit être bénéfique, pas une source de douleur ou de blessure. Adaptez l'intensité et la durée de vos séances d'entraînement à votre niveau de forme physique actuel.

L'intégration de l'activité physique dans votre quotidien est un puissant levier pour améliorer non seulement votre santé physique mais aussi votre discipline mentale et votre bien-être émotionnel. En adoptant une approche équilibrée et en écoutant les besoins de votre corps et de votre esprit, vous pouvez tirer pleinement parti des nombreux avantages de l'exercice.

Intégrer l'exercice dans votre routine : Idées et planification

Intégrer l'exercice dans votre routine quotidienne peut sembler intimidant, surtout avec un emploi du temps chargé. Cependant, avec une planification judicieuse et des idées créatives, il est tout à fait possible de rendre l'activité physique à la fois agréable et régulière. Voici des stratégies pour vous aider à incorporer l'exercice dans votre vie, favorisant ainsi une meilleure santé physique et mentale.

Avant de commencer, clarifiez ce que vous souhaitez atteindre avec l'exercice. Voulez-vous améliorer votre condition physique générale, perdre du poids, renforcer votre endurance, ou simplement intégrer plus d'activité dans votre journée ? Définir des objectifs clairs vous aidera à choisir les types d'exercices les plus adaptés et à mesurer vos progrès.

Regardez votre emploi du temps et identifiez les créneaux où vous pourriez intégrer de l'exercice. Même 10 à 20 minutes peuvent être suffisantes pour une session efficace. Planifiez vos séances d'entraînement comme vous le feriez pour tout autre engagement important. L'utilisation d'une application ou d'un agenda peut vous aider à rester organisé et engagé.

La variété est essentielle pour maintenir votre motivation et pour travailler différents groupes musculaires. Mélangez des activités cardiovasculaires comme la course ou le vélo avec du renforcement musculaire, du yoga ou du Pilates pour l'équilibre et la flexibilité. Essayer de nouveaux sports ou activités peut également raviver votre enthousiasme pour l'exercice.

Rendez l'exercice partie intégrante de votre routine quotidienne :

- Optez pour les escaliers au lieu de l'ascenseur.
- Faites une promenade rapide pendant votre pause déjeuner.
- Utilisez un bureau debout ou un ballon de gym comme chaise pour renforcer votre posture et votre noyau.
- Faites du vélo ou marchez pour vos trajets courts au lieu de prendre la voiture.

S'entraîner avec un ami, un membre de la famille ou même un groupe peut augmenter votre motivation et rendre l'exercice plus amusant. Fixez des rendez-vous réguliers pour l'activité physique, offrant à la fois soutien social et responsabilité.

Des applications de fitness aux vidéos d'entraînement en ligne, la technologie offre une multitude de ressources pour vous aider à rester actif. Choisissez des applications qui correspondent à vos objectifs et préférences, et utilisez les plateformes en ligne pour trouver des séances d'entraînement que vous pouvez faire à la maison ou en déplacement.

Reconnaissez que certains jours seront plus chargés que d'autres et que l'exercice pourrait devoir être ajusté. L'important est de rester flexible et de ne pas vous décourager si vous manquez une séance. Rappelez-vous que chaque petit effort contribue à votre bien-être global.

Prenez le temps de reconnaître et de célébrer vos progrès, qu'il s'agisse d'atteindre un objectif de fitness, d'augmenter la régularité de vos séances d'entraînement, ou simplement de vous sentir mieux dans votre corps. Ces célébrations peuvent être un puissant moteur de motivation.

Intégrer l'exercice dans votre routine quotidienne est une démarche qui demande engagement et créativité. En suivant ces conseils, vous pouvez trouver des moyens efficaces et agréables pour faire de l'activité physique une partie naturelle et enrichissante de votre vie.

Dépasser les limites : Exercices pour booster la volonté

Dépasser ses limites et booster sa volonté demande de l'engagement, de la discipline et une approche stratégique pour relever des défis progressivement plus difficiles. L'exercice physique, en particulier, est un moyen efficace de renforcer non seulement votre condition physique mais aussi votre force mentale et votre capacité à persévérer face aux obstacles. Voici une série d'exercices conçus pour vous aider à développer votre volonté et à repousser vos limites.

L'entraînement par intervalles de haute intensité (HIIT) alterne entre des périodes d'effort intense et des périodes de repos ou d'effort léger. Ce type d'entraînement pousse votre corps et votre esprit à leurs limites, améliorant votre endurance et votre force de volonté. Commencez avec des sessions courtes et augmentez progressivement la durée et l'intensité des intervalles.

Définissez des objectifs progressifs pour votre entraînement physique. Si vous courez, augmentez la distance petit à petit. Si vous soulevez des poids, augmentez graduellement le poids ou le nombre de répétitions. Cette approche progressive renforce la discipline et la persévérance, essentielles pour développer la volonté.

Bien que moins intenses sur le plan cardiovasculaire, le yoga et le Pilates exigent concentration, contrôle et endurance. Ces pratiques améliorent la flexibilité, la force du noyau et la conscience corporelle, tout en exigeant une volonté mentale pour maintenir des postures difficiles ou pour progresser dans des séquences plus complexes.

Incorporez des exercices de pleine conscience dans votre routine d'entraînement pour développer la concentration et la volonté. Pendant votre séance, concentrez-vous pleinement sur chaque mouvement, chaque respiration, en vous efforçant de rester présent et engagé, même lorsque c'est difficile.

Participer à des sports de compétition, que ce soit en équipe ou individuellement, peut grandement stimuler votre volonté. La compétition saine vous pousse à vous dépasser, à travailler dur et à rester motivé pour atteindre vos objectifs.

Engagez-vous dans des activités ou des défis qui sortent de votre zone de confort. Cela pourrait être l'escalade, la randonnée dans des terrains difficiles, ou même participer à une course d'obstacles. Ces aventures stimulent non seulement votre condition physique mais renforcent également votre capacité à faire face à l'inconnu et à surmonter les peurs.

Utilisez la méditation et la visualisation pour préparer votre esprit à dépasser ses limites. Visualisez-vous atteignant vos objectifs, surmontant les obstacles et persistant face à l'adversité. Cette pratique mentale renforce votre détermination et votre confiance en votre capacité à réussir.

Tenez un journal de vos entraînements, notant les succès, les défis et les leçons apprises. La réflexion sur vos progrès peut être une source d'inspiration pour continuer à pousser vos limites et à renforcer votre volonté.

Développer une volonté forte est un processus graduel qui nécessite patience et persévérance. En intégrant ces exercices dans votre routine, vous cultiverez non seulement une meilleure forme physique mais aussi une résilience mentale capable de vous soutenir dans la poursuite de vos objectifs les plus ambitieux.

JOUR 10 - LA GESTION DES ÉMOTIONS

Comprendre vos émotions : Identifier et accepter les émotions

La gestion des émotions est une compétence cruciale pour le bien-être et la maîtrise de soi. Comprendre et accepter vos émotions, plutôt que de les éviter ou de les réprimer, peut vous aider à naviguer dans la vie avec plus de sagesse et de résilience. Dans ce chapitre, nous aborderons comment identifier et accepter vos émotions, en vous donnant des outils pour mieux les comprendre et les gérer.

Les émotions sont des réponses complexes qui englobent des réactions physiques, mentales et comportementales à des situations ou des pensées. Elles sont influencées par notre personnalité, nos expériences passées et notre environnement. Reconnaître que les émotions sont des informations précieuses qui peuvent nous aider à comprendre nos besoins, nos désirs et nos limites est la première étape vers une gestion efficace des émotions.

Identifier vos Émotions

- **Nommez l'Émotion** : Apprendre à identifier et à nommer vos émotions est essentiel. Êtes-vous triste, en colère, joyeux, anxieux ? Mettre un nom sur ce que vous ressentez vous aide à prendre du recul et à commencer à comprendre l'origine et l'impact de vos émotions.
- **Reconnaître les Signaux Physiques** : Chaque émotion s'accompagne de signaux physiques distincts. La colère peut augmenter votre rythme cardiaque, la tristesse peut vous donner une sensation de lourdeur dans la poitrine, et la joie peut vous faire sentir léger. Apprendre à reconnaître ces signaux peut vous aider à identifier vos émotions plus rapidement.
- **Observer sans Jugement** : Approchez vos émotions avec curiosité et ouverture, sans jugement. Acceptez que vos émotions soient une partie valide de votre expérience, même celles qui sont inconfortables ou difficiles.

Accepter vos Émotions

- **Laissez-vous Ressentir** : Accepter vos émotions signifie vous permettre de les ressentir pleinement, sans essayer de les modifier, de les juger ou de les éviter. Cela peut être difficile, surtout avec des émotions douloureuses, mais c'est un pas crucial vers la compréhension et la résolution.
- **Exprimez vos Émotions de Manière Saine** : Trouvez des moyens sains d'exprimer vos émotions. Cela peut inclure parler avec un ami de confiance, écrire dans un journal, ou pratiquer une activité physique. L'expression émotionnelle saine est libératrice et peut faciliter le traitement émotionnel.
- **Pratiquez la Compassion envers Vous-même** : Soyez doux et compatissant envers vous-même lorsque vous naviguez à travers vos émotions. Reconnaître que vous faites de votre mieux et que ressentir des émotions difficiles fait partie de l'expérience humaine peut vous

aider à cultiver une attitude bienveillante envers vous-même.

Vos émotions sont de précieux guides qui peuvent vous aider à comprendre ce qui est important pour vous, où se trouvent vos limites et ce dont vous avez besoin pour être heureux et épanoui. En apprenant à les identifier et à les accepter, vous pouvez utiliser vos émotions pour prendre des décisions plus alignées avec vos valeurs et pour naviguer plus efficacement dans vos relations et dans la vie en général.

La gestion des émotions est un processus continu d'apprentissage et de croissance. En investissant dans la compréhension et l'acceptation de vos émotions, vous ouvrez la porte à une vie plus riche, plus consciente et plus équilibrée.

Techniques de régulation émotionnelle : Méthodes pour gérer les réactions

La régulation émotionnelle est la capacité de gérer et de répondre de manière appropriée à nos émotions, une compétence essentielle pour le bien-être mental et la résilience face au stress et aux défis de la vie. Voici plusieurs techniques et méthodes éprouvées pour vous aider à réguler vos émotions et à gérer vos réactions de manière plus constructive.

La respiration consciente est une technique puissante pour calmer le système nerveux et réduire l'intensité des émotions fortes. Lorsque vous ressentez une émotion intense, prenez un moment pour vous concentrer sur votre respiration. Inspirez profondément par le nez, retenez votre souffle un instant, puis expirez lentement par la bouche. Répétez plusieurs fois jusqu'à ce que vous sentiez votre corps se détendre.

La reconsidération cognitive implique de revoir et de remettre en question les pensées qui alimentent vos émotions négatives. Demandez-vous si vos pensées sont réellement justifiées ou si vous pourriez envisager la situation sous un angle différent.

Remplacer les pensées négatives par des interprétations plus équilibrées peut aider à moduler vos émotions.

Parfois, la meilleure façon de réguler une émotion est simplement de l'accepter sans essayer de la changer. Reconnaître et accepter vos émotions comme une réponse naturelle peut vous aider à les traverser plus facilement. L'acceptation ne signifie pas résignation, mais plutôt reconnaître vos émotions pour ce qu'elles sont, sans jugement.

Changer consciemment de focus peut être une méthode efficace pour gérer les émotions intenses. Engagez-vous dans une activité qui demande concentration et qui est plaisante pour vous, comme lire un livre, écouter de la musique, ou faire une promenade. La distraction positive peut vous aider à prendre du recul par rapport à vos émotions et à revenir à un état plus calme.

Trouver des moyens sains d'exprimer vos émotions est crucial pour la régulation émotionnelle. Cela peut être à travers l'art, l'écriture, la musique, ou même le sport. L'expression émotionnelle vous permet de libérer les tensions et de clarifier vos sentiments.

Pratiquer régulièrement des techniques de relaxation telles que la méditation, le yoga, ou les exercices de relaxation musculaire progressive peut améliorer votre capacité générale à réguler vos émotions. Ces pratiques aident à réduire le stress, à améliorer la concentration et à favoriser un sentiment de paix intérieure.

Parler avec des amis de confiance, des membres de la famille, ou un professionnel de la santé mentale peut fournir un soutien précieux et des perspectives extérieures qui aident à réguler les émotions. Le soutien social est un pilier important du bien-être émotionnel.

En intégrant ces techniques dans votre vie, vous développerez une boîte à outils robuste pour la régulation émotionnelle, vous permettant de naviguer dans les hauts et les bas de la vie avec plus de grâce et de résilience. La maîtrise de ces méthodes peut non seulement améliorer votre bien-être personnel mais aussi enrichir vos relations avec les autres.

La résilience émotionnelle : Construire une force intérieure

La résilience émotionnelle est la capacité de rebondir face aux adversités, aux stress et aux épreuves de la vie. Elle représente cette force intérieure qui nous permet de naviguer à travers les défis sans perdre notre équilibre émotionnel. Développer une résilience émotionnelle solide est essentiel pour maintenir notre bien-être mental et notre santé globale. Voici des stratégies clés pour construire et renforcer votre résilience émotionnelle.

La première étape pour construire une résilience émotionnelle est de reconnaître et d'accepter vos émotions. Plutôt que de les ignorer ou de les réprimer, permettez-vous de ressentir pleinement vos émotions, en les reconnaissant comme des réponses naturelles aux situations de la vie. L'acceptation est le fondement sur lequel vous pouvez commencer à travailler à travers vos émotions de manière constructive.

Une attitude positive n'implique pas d'ignorer les difficultés ou de prétendre que tout va bien quand ce n'est pas le cas. Il s'agit plutôt de maintenir une perspective d'espoir et d'optimisme, même dans les moments difficiles. Recherchez les leçons et les opportunités de croissance dans chaque situation. Pratiquez la gratitude pour les aspects positifs de votre vie, ce qui peut aider à équilibrer les moments difficiles.

Les relations solides et de soutien jouent un rôle crucial dans la résilience émotionnelle. Entourez-vous de personnes qui vous écoutent, vous soutiennent et vous encouragent. N'hésitez pas à chercher du soutien lorsque vous en avez besoin, que ce soit auprès d'amis, de la famille, ou de professionnels. Le partage de vos expériences et de vos sentiments peut être libérateur et renforçant.

Fixez-vous des objectifs clairs et réalisables pour vous donner un sens de direction et un but. Travailler vers ces objectifs peut vous aider à rester motivé et engagé, même face aux obstacles. Célébrez chaque petite victoire sur le chemin, ce qui renforcera votre confiance et votre sentiment d'accomplissement.

La résilience émotionnelle est également liée à votre bien-être physique. Assurez-vous de prendre soin de votre corps en adoptant une alimentation équilibrée, en faisant régulièrement de l'exercice, en maintenant un bon cycle de sommeil et en pratiquant des techniques de relaxation. Un corps sain soutient un esprit sain, et vice versa.

Voir chaque défi comme une opportunité d'apprentissage peut transformer votre manière de faire face aux adversités. Réfléchissez à ce que chaque expérience vous a enseigné, comment elle a contribué à votre croissance personnelle, et comment vous pouvez utiliser ces leçons pour devenir plus fort et plus sage.

Le développement de la résilience émotionnelle est un processus qui demande du temps et de la pratique. Soyez patient avec vous-même et reconnaissez que la résilience se construit petit à petit, à travers chaque expérience de vie.

En cultivant ces habitudes et attitudes, vous pouvez renforcer votre résilience émotionnelle et vous préparer à faire face aux défis de la vie avec grâce, courage et optimisme. La résilience n'est pas une qualité que l'on a ou que l'on n'a pas, mais plutôt une compétence que l'on peut développer et améliorer avec le temps.

JOUR 11 - LE SOMMEIL RÉPARATEUR

Importance du sommeil pour la discipline : Effets sur la santé mentale et physique

Le sommeil réparateur est fondamental pour maintenir une bonne santé mentale et physique, jouant un rôle crucial dans notre capacité à exercer la discipline et la maîtrise de soi. Un manque de sommeil peut gravement affecter notre humeur, notre jugement, notre capacité à apprendre et à retenir des informations, ainsi que notre bien-être général. Dans ce chapitre, nous explorons l'importance du sommeil pour la discipline et ses effets sur notre santé.

Le sommeil a un impact profond sur notre santé mentale. Pendant le sommeil, le cerveau traite les informations de la journée, consolidant la mémoire et facilitant l'apprentissage. Un sommeil insuffisant ou de mauvaise qualité peut conduire à des troubles de l'humeur, augmenter le risque de dépression et d'anxiété, et diminuer la capacité de gestion du stress. De plus, le manque de sommeil peut réduire notre capacité à prendre des décisions rationnelles et à exercer la maîtrise de soi, rendant plus difficile le maintien de la discipline dans nos activités quotidiennes.

Le sommeil joue également un rôle vital dans la santé physique. Il régule les hormones qui contrôlent l'appétit, soutient le système immunitaire, et contribue à la réparation des tissus et à la croissance musculaire. Un manque de sommeil peut entraîner une prise de poids, augmenter le risque de maladies chroniques telles que les maladies cardiovasculaires et le diabète, et diminuer la performance physique. De plus, la fatigue peut réduire la motivation pour l'exercice physique, un élément clé de la discipline personnelle.

Stratégies pour Améliorer la Qualité du Sommeil

- **Régularité :** Essayez de vous coucher et de vous lever à la même heure chaque jour, même les week-ends. Cela aide à réguler l'horloge biologique de votre corps et améliore la qualité de votre sommeil.
- **Environnement de Sommeil :** Créez un environnement propice au sommeil : une chambre sombre, calme, et à une température confortable. Investissez dans un bon matelas et des oreillers pour soutenir une position de sommeil confortable.
- **Routine Avant le Coucher :** Développez une routine relaxante avant le coucher, comme lire un livre, prendre un bain chaud, ou pratiquer la méditation. Évitez les écrans (téléphones, ordinateurs, TV) au moins une heure avant de dormir, car la lumière bleue peut perturber votre cycle de sommeil.
- **Alimentation et Exercice :** Évitez les repas lourds, la caféine et l'alcool avant le coucher. L'exercice régulier favorise un sommeil de meilleure qualité, mais évitez les activités intenses juste avant de dormir.
- **Gestion du Stress :** Pratiquez des techniques de gestion du stress comme la respiration profonde ou la pleine conscience pour calmer votre esprit avant le coucher.
- **Consultation Professionnelle :** Si vous souffrez

d'insomnie ou d'autres troubles du sommeil, consultez un professionnel de la santé. Il existe des traitements efficaces qui peuvent vous aider à améliorer votre sommeil.

Le sommeil réparateur est un pilier de la discipline personnelle et de la réussite. En accordant la priorité à un sommeil de qualité, vous vous donnez les meilleures chances de réussir dans tous les aspects de votre vie, améliorant ainsi votre santé mentale et physique, et renforçant votre capacité à rester discipliné et concentré sur vos objectifs.

Hygiène du sommeil : Conseils pour améliorer la qualité du sommeil

L'hygiène du sommeil fait référence aux habitudes qui peuvent favoriser un sommeil réparateur et de qualité. Améliorer votre hygiène du sommeil peut avoir un impact significatif sur votre bien-être général, votre santé mentale et votre capacité à maintenir une discipline personnelle efficace. Voici des conseils pratiques pour optimiser votre hygiène du sommeil.

Essayez de vous coucher et de vous lever à la même heure chaque jour, même les week-ends. Cela aide à réguler votre horloge biologique interne, rendant le sommeil plus prévisible et plus réparateur.

Développez des rituels relaxants avant de vous coucher pour signaler à votre corps qu'il est temps de se détendre. Cela peut inclure la lecture, l'écoute de musique douce, des étirements légers ou des techniques de respiration profonde.

Votre chambre à coucher doit être une oasis de calme. Assurez-vous qu'elle est sombre, silencieuse et à une température fraîche. Investissez dans un bon matelas et des oreillers confortables. Considérez l'utilisation de bouchons d'oreilles, de masques pour les yeux, ou de machines à bruit blanc si nécessaire.

L'exposition à la lumière bleue émise par les écrans de téléphones, tablettes et ordinateurs peut perturber votre cycle de sommeil. Limitez l'utilisation de ces appareils au moins une heure avant de vous coucher.

Évitez les repas lourds, la caféine et l'alcool avant le coucher. Ces substances peuvent perturber votre sommeil. Privilégiez un dîner léger et, si vous avez faim avant de dormir, optez pour une collation légère et saine.

L'exercice régulier peut améliorer la qualité et la durée de votre sommeil. Cependant, évitez les exercices intenses en fin de soirée, car ils peuvent avoir l'effet inverse et vous rendre plus alerte.

Le stress est l'un des principaux ennemis du sommeil. Pratiquez des techniques de gestion du stress comme la méditation, le yoga, ou l'écriture dans un journal pour vous aider à libérer les tensions accumulées pendant la journée.

Examinez régulièrement votre environnement de sommeil pour vous assurer qu'il reste propice à un repos de qualité. Cela inclut la vérification de l'état de votre matelas et de vos oreillers et l'ajustement de votre environnement pour qu'il reste calme et confortable.

Des aides au sommeil naturelles, comme la camomille ou le lait chaud, peuvent favoriser la détente. Cependant, consultez toujours un professionnel de la santé avant de prendre des suppléments pour le sommeil.

Si vous avez essayé ces conseils sans amélioration significative de votre sommeil, il peut être utile de consulter un spécialiste du sommeil. Des troubles sous-jacents du sommeil, comme l'insomnie ou l'apnée du sommeil, peuvent nécessiter une intervention professionnelle.

En adoptant ces pratiques d'hygiène du sommeil, vous pouvez grandement améliorer la qualité de votre repos nocturne, ce qui se traduit par une meilleure santé, une plus grande clarté mentale et une discipline personnelle renforcée.

Rituel avant le coucher : Activités pour une transition

apaisante

Créer un rituel avant le coucher est essentiel pour signaler à votre corps et à votre esprit qu'il est temps de se détendre et de se préparer au sommeil. Un rituel cohérent et apaisant peut grandement améliorer la qualité de votre sommeil. Voici des activités recommandées pour créer une transition douce vers le repos.

Éteignez tous les appareils électroniques au moins une heure avant de vous coucher. L'exposition à la lumière bleue des écrans peut perturber votre cycle de sommeil naturel en inhibant la production de mélatonine, l'hormone du sommeil.

Prendre un bain ou une douche chaude peut aider à détendre vos muscles et à apaiser votre esprit. La baisse de température corporelle après un bain chaud peut également favoriser le sentiment de somnolence.

Lire un livre est une excellente manière de détendre votre esprit. Choisissez des lectures légères ou inspirantes qui ne stimulent pas excessivement votre réflexion ou vos émotions.

Pratiquer la méditation ou des exercices de respiration consciente peut réduire le stress et calmer votre esprit, vous préparant à un sommeil profond et réparateur.

Prendre quelques minutes pour écrire dans un journal peut vous aider à libérer les pensées et les préoccupations qui pourraient vous empêcher de dormir. Notez ce qui vous est arrivé durant la journée ou ce pour quoi vous êtes reconnaissant.

Des étirements doux ou le yoga nidra (yoga du sommeil) sont des moyens efficaces de relâcher la tension physique et de calmer le système nerveux.

Écouter de la musique douce, des sons de la nature, ou des enregistrements de bruit blanc peut créer un environnement sonore apaisant qui favorise l'endormissement.

Boire une tisane calmante comme la camomille ou une boisson chaude sans caféine peut être un rituel apaisant avant le coucher. Évitez la caféine et l'alcool, qui peuvent perturber le sommeil.

Pratiquez la visualisation en imaginant un lieu paisible ou une expérience relaxante. Cela peut aider à détourner votre esprit des soucis et à induire la relaxation.
Prenez un moment pour réfléchir aux aspects positifs de votre journée ou à ce pour quoi vous êtes reconnaissant. Cela peut améliorer votre humeur et réduire l'anxiété avant le coucher.

La clé d'un rituel avant le coucher réussi est la cohérence. Essayez d'intégrer ces activités dans votre routine de manière régulière, mais restez flexible et adaptez-les selon vos besoins et préférences. Avec le temps, ces pratiques deviendront un signal clair pour votre corps et votre esprit qu'il est temps de se reposer, facilitant ainsi une transition en douceur vers le sommeil.

JOUR 12 - LA DÉCONNEXION NUMÉRIQUE

Impact du numérique sur la maîtrise de soi : Comprendre l'attrait des distractions

Dans notre monde connecté, la déconnexion numérique devient une pratique essentielle pour maintenir la maîtrise de soi et réduire l'impact des distractions constantes sur notre bien-être mental et physique. Les appareils numériques, bien que précieux pour leur commodité et leurs ressources, peuvent également devenir des sources significatives de distraction, entravant notre capacité à nous concentrer, à rester productifs et à engager des interactions significatives dans le monde réel.

L'attrait des distractions numériques réside principalement dans leur capacité à fournir une gratification instantanée. Les réseaux sociaux, les jeux, les applications et les notifications créent un cycle constant de stimulation et de réponse qui peut devenir addictif. Chaque notification ou message reçu déclenche une libération de dopamine, un neurotransmetteur associé au plaisir et à la récompense, nous incitant à revenir constamment à nos appareils pour ressentir à nouveau cette satisfaction éphémère.

Cette recherche incessante de gratification instantanée peut avoir un effet délétère sur notre maîtrise de soi. Elle nous conditionne à privilégier les récompenses à court terme au détriment des objectifs à long terme, rendant plus difficile la poursuite de tâches qui requièrent une attention soutenue et un effort prolongé. De plus, le temps passé sur les appareils numériques peut empiéter sur des activités essentielles comme le sommeil, l'exercice physique et les interactions sociales face à face, qui sont cruciales pour notre santé et notre bien-être.

La déconnexion numérique, ou la pratique de limiter consciemment notre utilisation des appareils numériques, offre une voie pour contrer ces effets. En prenant des pauses régulières de la technologie, nous pouvons réapprendre à apprécier les plaisirs simples et les récompenses à long terme, renforçant ainsi notre maîtrise de soi. La déconnexion nous permet également de nous reconnecter avec nous-mêmes et avec les autres de manière plus significative, en favorisant la réflexion, la créativité et des relations plus profondes.

Pour intégrer efficacement la déconnexion numérique dans notre vie, il est utile de commencer par de petites étapes, comme définir des périodes spécifiques de la journée sans écrans, désactiver les notifications non essentielles, ou s'engager dans des activités non numériques qui enrichissent l'esprit et le corps. Avec le temps, ces pratiques peuvent nous aider à retrouver un équilibre sain avec la technologie, en reconnaissant sa valeur sans laisser son omniprésence compromettre notre capacité à vivre pleinement et consciemment.

Techniques de déconnexion : Plan pour réduire l'utilisation des écrans

Pour réduire efficacement l'utilisation des écrans et favoriser une déconnexion bénéfique pour notre bien-être, il est essentiel d'adopter une approche structurée et consciente. La surconsommation de médias numériques peut affecter négativement notre santé mentale, notre sommeil et nos relations interpersonnelles. Voici un plan détaillé pour intégrer des techniques de déconnexion dans votre vie quotidienne, en mettant l'accent sur la création d'un équilibre sain avec la technologie.

Première Étape : Audit de l'Utilisation des Écrans

Commencez par évaluer combien de temps vous passez devant les écrans et à quelles activités vous vous adonnez. Utilisez les outils intégrés sur vos appareils pour suivre votre usage ou tenez un journal pendant une semaine. Cette prise de conscience est le premier pas vers la réduction de l'utilisation des écrans.

Deuxième Étape : Fixation d'Objectifs Réalistes

Sur la base de votre audit, fixez des objectifs clairs pour réduire le temps passé devant les écrans. Soyez spécifique. Par exemple, limitez le temps passé sur les réseaux sociaux à 30 minutes par jour ou déclarez les repas comme moments sans écran.

Troisième Étape : Aménagement de Zones Sans Écran

Identifiez des zones dans votre maison où les écrans seront interdits, comme la chambre à coucher ou la table à manger. Cela peut aider à renforcer les relations familiales et à améliorer la qualité du sommeil.

Quatrième Étape : Planification d'Activités Alternatives

Prévoyez des activités qui n'impliquent pas l'utilisation d'écrans pour remplir le temps que vous auriez autrement passé en ligne. Que ce soit des loisirs comme la lecture, le sport, ou des projets personnels, trouver des alternatives enrichissantes est clé pour une déconnexion réussie.

Cinquième Étape : Instauration de Rituels de Déconnexion

Créez des rituels quotidiens pour vous déconnecter consciemment des écrans, particulièrement avant le coucher. Cela peut inclure la lecture, la méditation, ou même une simple routine de soins personnels. Ces rituels signalent à votre corps et à votre esprit qu'il est temps de se détendre et de se préparer au repos.

Sixième Étape : Utilisation Consciente et Intentionnelle

Avant d'utiliser un appareil numérique, posez-vous la question de l'intention derrière cette utilisation. Est-ce par habitude, ennui, ou y a-t-il un but précis ? Être plus intentionnel peut vous aider à limiter l'utilisation inutile des écrans.

Septième Étape : Mise en Place de Périodes de Déconnexion Complète

Planifiez des périodes où vous vous déconnectez complètement de tous vos appareils. Cela peut être une après-midi par semaine, un week-end par mois, ou pendant les vacances. Ces pauses permettent de se reconnecter avec soi-même et avec le monde extérieur.

Huitième Étape : Réévaluation et Ajustement

Finalement, réévaluez régulièrement votre utilisation des écrans et l'efficacité de votre plan de déconnexion. Soyez prêt à ajuster vos objectifs et méthodes au besoin. La flexibilité est essentielle pour trouver un équilibre qui fonctionne pour vous.

En intégrant ces techniques de déconnexion dans votre routine, vous pourrez réduire significativement l'impact négatif des écrans sur votre vie, tout en redécouvrant les joies et les bénéfices d'un mode de vie plus équilibré et connecté au monde réel.

Trouver un équilibre : Activités pour remplacer le temps d'écran

Trouver un équilibre dans notre utilisation des écrans nécessite une démarche intentionnelle vers des activités qui enrichissent notre vie sans dépendre de la technologie. Dans un monde où les distractions numériques sont omniprésentes, s'engager dans des activités hors écran peut revitaliser notre bien-être mental, renforcer nos relations interpersonnelles et améliorer notre santé physique. Voici une compilation d'activités variées pour vous inspirer à remplacer efficacement le temps passé devant les écrans par des expériences plus gratifiantes.

Développer des Loisirs Créatifs : Que ce soit la peinture, l'écriture, le tricot, la poterie ou la musique, les activités créatives offrent un moyen d'expression personnelle enrichissant et peuvent être d'excellents exutoires pour le stress.

Pratiquer la Cuisine ou la Pâtisserie : Explorer de nouvelles recettes ou techniques culinaires peut être une activité à la fois relaxante et gratifiante, avec l'avantage supplémentaire de nourrir soi-même et ses proches.

Organiser des Rencontres en Personne : Planifiez des dîners, des soirées jeux ou des pique-niques avec famille et amis. Ces interactions face à face sont cruciales pour maintenir des relations fortes et offrent une qualité de connexion que les interactions numériques ne peuvent égaler.

Participer à des Activités Communautaires : S'impliquer dans des clubs, des groupes d'intérêt ou des initiatives communautaires peut enrichir votre vie sociale et vous connecter avec des individus partageant les mêmes idées.

Intégrer l'Exercice Physique : Que ce soit la course à pied, le yoga, la natation ou le cyclisme, l'exercice régulier améliore la santé physique et mentale. Trouver une activité physique que vous appréciez peut rendre l'exercice moins une corvée et plus un plaisir.

Explorer la Nature : Passer du temps en extérieur, que ce soit pour de la randonnée, du jardinage ou simplement une promenade dans un parc, peut réduire le stress et améliorer votre humeur.

Lire : Se plonger dans un bon livre peut non seulement divertir mais aussi éduquer et inspirer. La lecture est une excellente façon de s'évader sans écran, en stimulant l'imagination et la réflexion.

Apprendre de Nouvelles Compétences : Que ce soit apprendre une nouvelle langue, un instrument de musique ou une compétence manuelle, l'apprentissage continu enrichit l'esprit et apporte un sentiment d'accomplissement.

Méditation et Pleine Conscience : Allouer du temps chaque jour à la méditation ou à la pleine conscience peut aider à réduire l'anxiété et à améliorer la concentration.

Tenir un Journal : L'écriture quotidienne dans un journal permet de réfléchir à ses expériences, émotions et gratitude, favorisant une meilleure connaissance de soi et un bien-être émotionnel.

L'adoption de ces activités en remplacement du temps passé devant les écrans peut initialement demander un effort conscient, mais les bénéfices à long terme pour votre santé, votre bien-être et vos relations en valent la peine. En diversifiant vos activités et en cherchant des expériences enrichissantes hors écran, vous découvrirez un équilibre plus sain et une vie plus épanouissante.

JOUR 13 - FIXER DES LIMITES SAINES

L'importance des limites personnelles : Définition et bénéfices

Imaginons un jardin, un lieu de calme et de croissance, entouré d'une clôture. Cette clôture n'est pas là pour isoler le jardin du monde extérieur, mais pour le protéger, assurant que ce qui est précieux et vital à l'intérieur puisse fleurir en toute sécurité. De même, les limites personnelles servent de clôture autour de notre être, nous permettant de nous épanouir.

Les limites personnelles sont ces lignes invisibles que nous dessinons autour de nous pour marquer où nous finissons et où les autres commencent. Elles touchent à tous les aspects de notre vie : émotionnel, physique, et même numérique. Définir ces limites, c'est se respecter assez pour dire « jusqu'ici et pas plus loin », c'est reconnaître nos droits et nos besoins dans nos interactions avec les autres.

Quand nous fixons des limites saines, nous faisons un pas vers le respect de soi. Cela montre que nous nous valorisons, que nous prenons soin de notre bien-être et de notre énergie. En délimitant ce qui est acceptable pour nous et ce qui ne l'est pas, nous cultivons une estime de soi plus forte et une meilleure image de nous-mêmes.

Ces limites sont aussi essentielles pour notre santé mentale.

Elles nous aident à gérer le stress et à réduire l'anxiété, car elles éliminent les incertitudes dans nos relations et clarifient nos attentes. En sachant que nous avons le contrôle sur nos interactions, nous nous sentons plus en paix et en sécurité.

Sur le plan des relations, fixer des limites saines favorise des échanges plus clairs et plus authentiques. Cela permet d'éviter les malentendus et les conflits, car chacun sait à quoi s'attendre de l'autre. Les limites encouragent le respect mutuel et une communication ouverte, éléments fondamentaux pour des relations équilibrées et satisfaisantes.

En ce qui concerne la gestion du temps et de l'énergie, savoir dire non est libérateur. Cela nous permet de nous concentrer sur ce qui est vraiment important pour nous, d'investir notre temps et notre énergie dans des activités et des relations qui nous nourrissent et nous enrichissent.

Vivre avec des limites saines, c'est comme naviguer sur un fleuve tranquille, sachant que les rives nous guident et nous protègent. Pour y parvenir, il est essentiel de s'écouter et de reconnaître nos propres besoins et sentiments. Cela demande d'être honnête avec soi-même et avec les autres, d'exprimer clairement nos attentes et nos besoins.

Il est important de se rappeler que fixer des limites n'est pas un acte d'égoïsme, mais un acte de soin de soi. Cela ne signifie pas que nous rejetons les autres, mais plutôt que nous nous respectons assez pour demander ce dont nous avons besoin et pour protéger notre espace personnel.

Les limites personnelles évoluent avec le temps, car nous changeons et grandissons. Ce qui était important pour nous hier peut ne plus l'être aujourd'hui. C'est pourquoi il est crucial de réévaluer régulièrement nos limites, en s'adaptant et en ajustant selon notre croissance personnelle et nos expériences de vie.

En définitive, établir et maintenir des limites personnelles saines est un voyage continu de découverte de soi, d'affirmation de soi et de croissance. C'est un chemin vers une vie plus équilibrée, plus heureuse et plus authentique. En apprenant à tracer et à respecter ces frontières, nous nous donnons la liberté de vivre pleinement, en harmonie avec nous-mêmes et avec les autres.

Comment établir des limites : Étapes et communication

Établir des limites saines est un processus délicat, semblable à apprendre à danser avec les autres tout en restant fidèle à notre propre rythme. C'est un art qui requiert compréhension, clarté et, surtout, courage. Imaginez-vous en train de naviguer dans un vaste océan, où chaque interaction est une vague avec laquelle vous devez apprendre à vous synchroniser. Pour maintenir votre cap vers l'harmonie personnelle, voici quelques étapes clés et conseils pour communiquer efficacement vos limites.

Le voyage commence par une introspection. Comme un jardinier connaît chaque recoin de son jardin, apprenez à connaître vos propres limites. Qu'est-ce qui vous nourrit ? Qu'est-ce qui vous épuise ? Ces questions sont les graines à partir desquelles vos limites saines pousseront. Prenez le temps de réfléchir à vos besoins, vos valeurs et les aspects de votre vie où vous ressentez le besoin de plus d'espace ou de protection.

Une fois que vous avez identifié vos besoins, il est temps de définir vos limites de manière aussi claire que possible. Comme un peintre qui dessine les contours de son œuvre, tracez les lignes de ce qui est acceptable pour vous et ce qui ne l'est pas. Soyez précis dans votre esprit sur où et comment vous devez établir ces limites pour vous sentir respecté et équilibré.

La communication de vos limites est l'étape où beaucoup éprouvent de l'anxiété ou de l'hésitation. Pourtant, comme un musicien joue une mélodie, vos mots peuvent transmettre vos besoins de manière harmonieuse et entendue. Utilisez des affirmations "je" pour exprimer vos limites, en évitant le blâme ou la critique. Par exemple, dites : "Je me sens épuisé quand je travaille tard, j'ai besoin de terminer mes journées à une heure précise pour me reposer." Cette approche permet une expression honnête de vos besoins tout en préservant la dignité des autres.

Après avoir communiqué vos limites, le défi est de les maintenir.

Cela peut nécessiter de répéter et de réaffirmer vos besoins, surtout si vous rencontrez de la résistance. Soyez comme un phare, constant et inébranlable, rappelant doucement mais fermement vos limites lorsque nécessaire. Il est crucial de rester cohérent, car cela enseigne aux autres comment vous souhaitez être traité.

La façon dont les autres réagissent à vos limites peut varier, et il est important de se préparer à cela. Certaines personnes peuvent accueillir vos besoins avec compréhension, tandis que d'autres peuvent répondre par de la confusion ou de la frustration. Comme un navigateur anticipe les changements de météo, anticipez ces réactions en restant ancré dans votre bien-être. Rappelez-vous que le respect de vos limites n'est pas négociable, même si cela signifie parfois ajuster la dynamique de certaines relations.

Enfin, pratiquez l'auto-compassion tout au long de ce processus. Établir et communiquer des limites est un acte de courage qui peut susciter des émotions complexes. Soyez patient et bienveillant envers vous-même, reconnaissant que chaque pas, même timide, est un pas vers une vie plus authentique et respectueuse de vos besoins.

En embrassant ces étapes avec cœur et détermination, vous apprendrez non seulement à établir des limites saines, mais aussi à danser avec les vagues de la vie d'une manière qui respecte votre rythme unique. C'est dans cet espace de respect mutuel et de compréhension que nous pouvons véritablement nous épanouir, en harmonie avec nous-mêmes et avec ceux qui nous entourent.

Respecter ses propres limites : Auto-discipline et application

Respecter ses propres limites est une danse délicate entre l'auto-discipline et l'acceptation de soi, un chemin pavé d'intentions conscientes et d'actions réfléchies. Imaginez-vous en équilibriste, marchant avec précaution sur un fil tendu entre vos besoins personnels et les exigences du monde extérieur. Chaque pas est mesuré, chaque mouvement calculé pour maintenir un équilibre parfait. Voici comment vous pouvez naviguer sur ce fil avec grâce et assurance, en respectant vos propres limites.

L'auto-discipline est le socle sur lequel repose le respect de vos propres limites. Elle est cette force intérieure qui vous permet de dire "non" quand c'est nécessaire, de vous tenir à vos engagements envers vous-même, et de suivre le chemin que vous avez choisi, même lorsque la tentation de dévier se présente. Pensez à l'auto-discipline non pas comme une restriction, mais comme une affirmation de votre liberté de choisir ce qui est véritablement bon pour vous.

Le respect de vos limites commence par la définition d'objectifs clairs. Quels aspects de votre vie avez-vous besoin de protéger ou d'améliorer ? Que ce soit des limites autour de votre temps, de votre énergie, ou de vos interactions sociales, savoir précisément ce que vous voulez atteindre est essentiel. Comme un jardinier qui sait exactement où il veut planter chaque graine, sachez où vous voulez que vos limites prennent racine.

Votre corps et votre esprit vous enverront des signaux lorsque vous approchez ou dépassez vos limites. Apprenez à écouter ces signaux : la fatigue, le stress, l'irritabilité ou le sentiment d'être submergé sont autant d'indices que vous pourriez avoir besoin de réajuster vos limites. Comme un musicien écoute attentivement son instrument pour s'assurer qu'il est bien accordé, soyez à l'écoute de vous-même.

L'auto-discipline inclut également la capacité de communiquer vos limites de manière assertive et respectueuse. Cela signifie exprimer vos besoins et vos limites clairement, sans agressivité mais avec fermeté. Imaginez que vous peignez un tableau pour les autres, leur montrant avec des couleurs vives et des contours nets où se trouvent vos limites.

Respecter vos limites ne signifie pas les fixer une fois pour toutes. Comme un capitaine ajuste les voiles de son navire en fonction des vents et des courants, soyez prêt à ajuster vos limites en fonction de l'évolution de votre vie et de vos besoins. L'auto-discipline réside aussi dans la flexibilité et l'adaptabilité. Chaque fois que vous réussissez à respecter vos limites, prenez un moment pour célébrer. Ces petites victoires renforcent votre auto-discipline et vous motivent à continuer sur votre chemin. Comme un artiste qui prend du recul pour admirer son œuvre, reconnaissez et appréciez votre propre travail.

Respecter ses propres limites est un acte d'amour-propre, un engagement envers votre propre bien-être. Il s'agit d'un voyage continu, parsemé de défis, mais aussi de moments de joie et de satisfaction profonde. En marchant sur le fil de vos limites avec auto-discipline et détermination, vous découvrirez une vie plus équilibrée et épanouie, fidèle à vos besoins les plus profonds et à vos aspirations les plus élevées.

JOUR 14 - LA PATIENCE ET LA PERSÉVÉRANCE

Cultiver la patience : Techniques et avantages

Dans le jardin luxuriant de la vie, la patience est comme l'eau qui nourrit les plantes, essentielle à leur croissance et à leur épanouissement. Elle est cette qualité qui nous permet d'attendre calmement, de persévérer face aux défis sans perdre espoir. Cultiver la patience, c'est apprendre à embrasser le rythme naturel de la vie, à reconnaître que chaque chose a son temps, et que les moments de pause et de silence sont aussi précieux que ceux d'action et de bruit. Voici comment vous pouvez cultiver cette vertu essentielle, avec douceur et détermination.

La patience est une forme de sagesse, une compréhension profonde que tout ne se déroule pas toujours selon notre calendrier personnel. Elle est liée à la capacité d'accepter et de tolérer les retards, les obstacles et même les frustrations, sans se laisser emporter par la colère ou le désespoir. Cultiver la patience, c'est aussi cultiver la confiance – confiance dans le processus, dans les autres, et surtout, en soi-même.

La pleine conscience nous enseigne à vivre dans l'instant

présent, à accepter notre réalité telle qu'elle est, sans jugement. En pratiquant la pleine conscience, nous apprenons à accueillir chaque moment, agréable ou désagréable, avec une ouverture d'esprit qui est le fondement même de la patience.

Prendre le temps chaque jour pour réfléchir ou méditer peut nous aider à ralentir et à nous reconnecter avec nous-mêmes. Ces moments de calme sont essentiels pour développer la patience, car ils nous permettent de mettre les choses en perspective et de trouver la paix intérieure même dans l'attente. Lorsque nous nous sentons impatients ou frustrés, notre respiration peut devenir rapide et superficielle. En nous concentrant sur notre respiration, en la ralentissant et en approfondissant nos inspirations et expirations, nous pouvons calmer notre esprit et notre corps, favorisant ainsi un état de patience.

La patience est un terreau fertile pour la croissance personnelle. Elle nous permet de faire face aux défis avec grâce, d'apprendre de nos expériences et de mûrir émotionnellement. La patience nous enseigne que la valeur réelle réside souvent dans le voyage, pas seulement dans la destination.

La patience est également cruciale dans nos relations avec les autres. En faisant preuve de patience, nous construisons des ponts de compréhension et de respect mutuel. Cela nous permet de mieux communiquer, de résoudre les conflits de manière constructive et de renforcer nos liens avec ceux qui nous entourent.

Cultiver la patience peut réduire significativement le stress et l'anxiété, contribuant ainsi à notre bien-être général. En apprenant à accepter les choses telles qu'elles sont, nous nous libérons du poids des attentes non réalisées et des frustrations inutiles.

Cultiver la patience est un voyage, pas une destination. Comme un jardinier patient qui attend que ses plantes fleurissent, apprenez à chérir chaque instant de votre vie, à trouver la beauté dans l'attente et la force dans la persévérance. Avec le temps, vous découvrirez que la patience est l'une des clés les plus précieuses pour débloquer une vie épanouie et harmonieuse.

La persévérance face aux obstacles : Histoires de réussite et leçons

Dans le grand livre de la vie, les pages les plus captivantes sont souvent celles qui racontent des histoires de persévérance, de ces âmes courageuses qui, face aux tempêtes, ont tenu bon, gardant le cap vers leurs rêves malgré les vents contraires. Ces récits ne sont pas seulement des témoignages de la force de l'esprit humain ; ils sont aussi des phares qui éclairent notre propre chemin, nous rappelant que les obstacles sont des marches vers le sommet de nos aspirations.

Prenons l'exemple d'un inventeur comme Thomas Edison, dont les milliers de tentatives pour créer une ampoule électrique fonctionnelle sont devenues légendaires. Chaque échec n'était pas un signe d'arrêt, mais un pas de plus vers la réussite. Edison lui-même a dit : "Je n'ai pas échoué. J'ai juste trouvé 10 000 solutions qui ne fonctionnent pas." Cette perspective sur l'échec et la persévérance est un puissant rappel que le succès est souvent précédé de nombreux revers.

Ou considérons l'histoire de J.K. Rowling, qui, alors qu'elle était une mère célibataire vivant de l'aide sociale, a écrit le manuscrit de ce qui allait devenir la série de livres Harry Potter. Son histoire est marquée par des refus répétés de la part des éditeurs, mais sa détermination inébranlable à partager son monde magique avec les lecteurs a finalement payé, transformant la série en un phénomène mondial.

Les histoires de persévérance nous enseignent la résilience, cette capacité à rebondir après un échec. La résilience n'est pas innée ; elle se cultive à travers les expériences, apprenant de chaque obstacle et utilisant cet apprentissage pour avancer.

Souvent, ce qui distingue ceux qui persévèrent de ceux qui abandonnent, c'est la passion. Avoir une passion pour ce que vous faites fournit le carburant nécessaire pour continuer, même quand le chemin devient difficile.

La persévérance nous rappelle aussi l'importance de la patience. Les succès les plus gratifiants sont souvent ceux qui prennent du temps à se matérialiser, nécessitant une foi constante en la vision que l'on poursuit.

Être persévérant ne signifie pas s'accrocher rigoureusement à une seule voie. Parfois, la persévérance implique de s'adapter, d'explorer de nouvelles stratégies et de rester ouvert aux opportunités inattendues.

Enfin, les histoires de persévérance soulignent souvent le rôle crucial du soutien des autres. Que ce soit des mentors, des amis ou la famille, avoir un réseau de soutien peut fournir encouragement et motivation dans les moments difficiles.

Ces récits et leçons tissés dans le tissu de notre histoire collective sont des rappels puissants que la persévérance est un choix, un acte de foi en soi et en ses rêves. Comme les héros de ces histoires, chacun de nous est capable de surmonter des obstacles apparemment insurmontables avec détermination, patience, et un cœur inébranlable.

Alors, la prochaine fois que vous vous trouverez face à un défi, rappelez-vous ces histoires de persévérance. Laissez-les vous inspirer à tenir bon, à continuer à pousser, à croire en vos capacités et à votre vision. Car dans la symphonie de la vie, c'est souvent la persévérance qui compose les mélodies les plus mémorables et les plus émouvantes.

Exercices pour développer la patience et la persévérance : Pratiques quotidiennes

Au cœur de notre quête pour tisser la patience et la persévérance dans le tissu de notre être se trouve une vérité simple : ces qualités, comme toutes les vertus, peuvent être cultivées avec intention et pratique. Imaginez-vous comme un artisan, patient et attentif, façonnant jour après jour un chef-d'œuvre avec dévouement. Voici des exercices pratiques pour vous guider dans cette noble entreprise, des pratiques quotidiennes pour éveiller et renforcer la patience et la persévérance en vous.

Débutez ou terminez votre journée par une méditation de dix minutes. Concentrez-vous sur votre respiration, observant chaque inspiration et expiration sans jugement. Lorsque votre esprit vagabonde, accueillez ces pensées avec patience et ramenez doucement votre attention sur votre souffle. Cette pratique affine votre capacité à rester présent et patient, même en dehors de votre coussin de méditation.

Prenez le temps chaque jour d'observer un élément naturel – que ce soit une plante qui grandit, les nuages qui défilent dans le ciel ou le cours tranquille d'une rivière. La nature est un enseignant patient, nous rappelant que tout évolue à son propre rythme.

Choisissez une tâche légèrement hors de votre zone de confort et engagez-vous à la réaliser chaque jour. Cela pourrait être d'apprendre un nouveau mot dans une langue étrangère, de résoudre un casse-tête, ou même de tenir une planche pendant une minute. Ce qui compte, c'est la régularité de l'effort, pas l'ampleur du défi.

Chaque soir, prenez quelques minutes pour écrire trois choses pour lesquelles vous êtes reconnaissant et une situation où vous avez fait preuve de persévérance dans la journée. Cette réflexion renforce la reconnaissance des petites victoires et la valeur de la persévérance au quotidien.

Face à une frustration ou un obstacle, donnez-vous une période de réflexion de 24 heures avant de réagir. Ce temps d'attente vous aide à aborder la situation avec plus de patience et de sagesse, permettant souvent de trouver des solutions plus créatives et persévérantes.

Lorsque vous vous sentez impatient ou agité, pratiquez des exercices de respiration profonde. Comptez lentement jusqu'à quatre en inspirant, retenez votre souffle pendant quatre secondes, puis expirez lentement sur un compte de quatre. Cette technique simple mais efficace peut vous aider à retrouver votre calme et à réévaluer la situation avec patience.

Ne sous-estimez jamais la puissance de célébrer vos progrès, aussi minimes soient-ils. Reconnaître et célébrer chaque pas en avant renforce votre motivation à persévérer et nourrit votre patience face aux défis à long terme.

En intégrant ces exercices dans votre routine quotidienne, vous commencez à sculpter dans l'âme la forme de la patience et de la persévérance. Comme le fleuve qui sculpte la vallée non pas par sa force, mais par sa persistance, ainsi vos efforts quotidiens façonnent le paysage de votre vie. Avec patience et persévérance comme compagnons de route, chaque pas devient plus assuré, chaque jour un pas de plus vers la réalisation de votre potentiel le plus élevé.

JOUR 15 - LA FORCE DE LA ROUTINE

L'importance des routines : Bénéfices sur la discipline et la productivité

Trouver un havre de stabilité peut sembler une quête difficile. Pourtant, c'est précisément dans ce contexte que la routine émerge comme une boussole fiable, guidant nos jours avec constance et prévisibilité. Imaginez-vous comme un compositeur, orchestrant le déroulement de chaque journée avec soin et intention. Chaque élément de votre routine est une note dans la symphonie de votre vie, contribuant à créer une harmonie entre vos aspirations et vos actions. Voici comment la force de la routine peut enrichir votre discipline et accroître votre productivité, tout en vous offrant un espace de sérénité dans le tumulte quotidien.

La routine offre une structure à nos journées, une armature sur laquelle nous pouvons tisser les fils de nos activités, de nos repos et de nos rêves. Dans cette structure, chaque tâche a sa place, chaque objectif son moment, permettant une navigation fluide à travers les obligations et les plaisirs. Cette structure n'est pas une cage, mais plutôt un treillis sur lequel peuvent s'épanouir les fleurs de nos efforts et de nos passions.

Avec une routine bien établie, l'énergie autrefois consommée par l'indécision et la procrastination est libérée. Savoir exactement ce que vous devez faire à un moment donné écarte les questions et hésitations, vous permettant de plonger directement dans l'action.

La répétition inhérente à la routine transforme les actions productives en habitudes solidement ancrées. Ces habitudes deviennent alors des réflexes, réduisant l'effort mental nécessaire pour démarrer une tâche et augmentant ainsi la facilité et l'efficacité avec lesquelles vous travaillez.

Une routine bien conçue optimise votre gestion du temps. En allouant des moments spécifiques à des activités spécifiques, vous minimisez le temps perdu et maximisez votre productivité, créant des périodes de travail intensif ainsi que des pauses nécessaires au repos et à la régénération.

Au-delà de la discipline et de la productivité, la routine instaure un sentiment de calme et de sécurité. Dans un monde où l'incertitude peut être une source constante de stress, savoir ce que demain vous réserve apporte une paix intérieure inestimable. Cette prévisibilité crée un environnement propice à la concentration et à la créativité, où l'esprit peut s'aventurer sans crainte de perdre son chemin.

Cultiver une routine efficace ne signifie pas s'enfermer dans un programme rigide. Au contraire, la clé réside dans la personnalisation de votre routine pour qu'elle réponde à vos besoins uniques, à vos rythmes naturels et à vos objectifs personnels. Soyez également prêt à ajuster votre routine face aux changements de circonstances, en conservant une flexibilité qui permet l'adaptation tout en maintenant une structure de base.

En fin de compte, la routine est bien plus qu'une simple succession d'habitudes ; c'est une œuvre d'art que vous créez chaque jour, une danse entre la discipline et la liberté qui enrichit votre existence. En embrassant la force de la routine, vous vous donnez les moyens de naviguer avec grâce et efficacité à travers les complexités de la vie, tout en cultivant un espace intérieur de calme et de concentration. La routine n'est pas une contrainte, mais un cadeau que vous vous offrez, un moyen de sculpter le temps à l'image de vos plus hautes aspirations.

Construire des routines efficaces : Étapes pour créer des routines personnalisées

Construire des routines efficaces est semblable à dessiner une carte personnelle du trésor, où X marque le spot d'un quotidien enrichi et harmonieux. Imaginons ce processus non pas comme une contrainte, mais comme une exploration créative de ce qui nous rend plus productifs, plus sereins et finalement plus heureux. Voici comment vous pouvez naviguer dans cette aventure, en créant des routines personnalisées qui résonnent avec votre être profond.

Commencez par une introspection. Quels sont vos objectifs à long terme et que souhaitez-vous accomplir au quotidien ? Identifiez vos moments de productivité maximale et les périodes où vous avez besoin de repos. Comme un peintre devant une toile vierge, visualisez le tableau général de votre vie idéale.

Déterminez quelles activités sont essentielles pour vous rapprocher de vos objectifs et lesquelles contribuent à votre bien-être. Cela peut inclure le travail, mais aussi le temps passé en famille, l'exercice physique, la méditation, ou les hobbies. Comme un jardinier choisit avec soin les plantes qui orneront son jardin, sélectionnez les activités qui nourriront votre esprit et votre corps.

Créez une structure de base pour votre journée. Fixez des heures pour le lever, les repas, le travail, les loisirs, et le coucher. Cette structure doit servir de guide, non de contrainte, vous permettant de naviguer à travers votre journée avec une intention claire.

Placez les activités prioritaires dans votre routine, en tenant compte de vos moments de productivité et d'énergie. Si vous êtes plus vif le matin, réservez ce temps pour les tâches exigeantes. Les moments de faible énergie peuvent être dédiés à des activités plus légères ou au repos.

Laissez de la place pour la spontanéité et l'adaptation. Une routine efficace est celle qui peut évoluer selon les besoins et les circonstances. Comme un fleuve qui se fraie un chemin à travers le paysage, soyez prêt à contourner les obstacles et à ajuster votre parcours.

Mettez votre routine en pratique et observez comment elle se déroule. Soyez attentif à vos sentiments et à votre niveau d'énergie tout au long de la journée. Comme un scientifique dans son laboratoire, collectez des données sur votre propre expérience.

Sur la base de vos observations, faites les ajustements nécessaires. Peut-être découvrirez-vous que certaines activités sont mieux placées à un autre moment de la journée, ou que vous avez besoin de plus de pauses. Comme un artiste peaufine son œuvre, affinez votre routine jusqu'à ce qu'elle vous convienne parfaitement.

La création d'une routine personnalisée est un processus continu. Accordez-vous la grâce de l'expérimentation et du temps pour que les nouvelles habitudes s'enracinent. Comme un voyageur parcourt un chemin inconnu, avancez avec confiance, sachant que chaque pas vous rapproche de votre destination.

Construire des routines efficaces est une aventure personnelle, un acte de création qui reflète vos valeurs, vos besoins et vos désirs. C'est une démarche qui demande du temps, de la réflexion et de l'ajustement, mais le résultat – une vie vécue avec intention, équilibre et satisfaction – est d'une valeur inestimable. Embrassez cette quête avec un cœur ouvert et un esprit curieux, et découvrez la beauté d'une vie orchestrée selon votre propre musique.

Adapter les routines aux changements de vie : Flexibilité et ajustement

L'art de maintenir une routine est semblable à celui d'un

danseur étoile, capable de grâce et d'adaptation, même lorsque la musique change soudainement de rythme. La routine, bien que structurée et rassurante, doit aussi être fluide, capable de se mouvoir et de s'ajuster aux rythmes changeants de notre existence. Cette capacité d'adaptation n'est pas seulement une compétence ; c'est une danse avec la vie elle-même, où la flexibilité et l'ajustement sont les clés d'une harmonie durable.

Imaginez votre routine quotidienne comme une rivière. La plupart du temps, son cours est stable et prévisible, mais parfois, des pluies torrentielles ou des obstacles imprévus peuvent en modifier le parcours. De la même manière, des événements inattendus, qu'ils soient joyeux ou difficiles, peuvent perturber le flux de notre routine. L'art de la flexibilité réside dans notre capacité à reconnaître ces changements, à les accueillir sans résistance et à ajuster notre voile en conséquence.

Lorsque la vie vous lance un défi ou offre une nouvelle opportunité, prenez un moment pour écouter et réévaluer vos priorités. Quels aspects de votre routine sont essentiels à votre bien-être et lesquels peuvent être temporairement mis de côté ? Cette écoute attentive est la première étape pour naviguer dans les eaux changeantes.

Intégrez intentionnellement des espaces de respiration dans votre routine, des moments flexibles que vous pouvez adapter selon les besoins du moment. Ces espaces agissent comme des amortisseurs, vous permettant d'absorber les chocs sans perturber l'ensemble de votre structure quotidienne.

Apprenez à prioriser dynamiquement, reconnaissant que les priorités peuvent changer en fonction des circonstances. Ce qui était urgent hier peut devenir secondaire aujourd'hui. Cette approche vous permet de rester centré sur ce qui compte vraiment, quelles que soient les fluctuations de la vie.

Dans cette danse avec la vie, chaque ajustement est une occasion de croissance. Les périodes de changement, bien qu'elles puissent sembler perturbatrices, sont en réalité des invitations à explorer de nouvelles facettes de nous-mêmes et à développer une plus grande résilience. En apprenant à ajuster nos routines avec grâce, nous découvrons notre propre capacité à prospérer dans la diversité et le changement.

La vraie force de la routine réside dans sa capacité à nous ancrer, même dans les moments de transition. Une routine flexible est un sol fertile pour la résilience, nous donnant les racines nécessaires pour rester stables quand les vents de la vie soufflent fort. En adaptant nos routines, nous apprenons non seulement à survivre aux changements, mais à les embrasser comme des opportunités de renouveau et de redécouverte.

En fin de compte, adapter nos routines aux changements de la vie est un acte profondément créatif et personnel. C'est reconnaître que, bien que nous ne puissions pas toujours contrôler les événements extérieurs, nous avons le pouvoir de choisir comment nous y répondons. En cultivant la flexibilité et l'ajustement dans nos routines, nous apprenons à danser avec la vie, à chaque pas, avec confiance et grâce, sachant que, quel que soit le changement à l'horizon, nous avons en nous la capacité de naviguer vers de nouveaux horizons avec sérénité et force.

JOUR 16 - LA GESTION DU STRESS

Identifier les sources de stress : Reconnaissance et prise de conscience

La première étape pour identifier les sources de stress est de se tourner vers l'intérieur, d'explorer les paysages de nos pensées, de nos émotions et de nos expériences. Comme un explorateur cartographie un territoire inconnu, notez les moments où vous vous sentez particulièrement tendu, anxieux ou submergé. Ces points de tension sont souvent des indicateurs précieux, des marqueurs qui peuvent nous aider à identifier les racines de notre stress.

Souvent, notre stress est déclenché par des facteurs externes – des obligations professionnelles, des conflits relationnels, des préoccupations financières ou même l'exposition constante aux médias et aux informations. Comme un botaniste qui identifie les plantes par leurs caractéristiques, apprenez à reconnaître ces déclencheurs externes, en notant comment et quand ils influencent votre état d'esprit et votre bien-être.

Le stress trouve également ses racines dans nos pensées, nos croyances et nos attitudes internes. Les attentes irréalistes que nous nous imposons, la tendance à la perfectionnisme, ou la peur de l'échec sont autant de sources internes de stress. Comme un archéologue fouille les couches du passé, examinez les schémas de pensée et les croyances qui sous-tendent votre expérience du stress.

La prise de conscience est comme une lumière qui éclaire les coins sombres de notre esprit. En identifiant clairement les sources de notre stress, nous pouvons commencer à les aborder de manière proactive, plutôt que de les laisser nous contrôler de manière subconsciente.

Tenir un journal de stress peut être un outil précieux dans ce processus de reconnaissance. Notez les moments de stress, leurs déclencheurs, et vos réactions. Avec le temps, ce journal peut révéler des modèles et des tendances, offrant des insights précieux pour votre parcours de gestion du stress.

Avec cette prise de conscience, le voyage vers la gestion du stress devient moins intimidant. Comme un jardinier qui connaît exactement quels parasites menacent ses plantes, nous pouvons élaborer des stratégies ciblées pour nourrir notre bien-être. Ce processus ne se fait pas du jour au lendemain ; il est plutôt un cheminement continu, une série de petits pas vers une vie plus équilibrée et plus paisible.

En reconnaissant et en comprenant les sources de notre stress, nous nous armons de la connaissance nécessaire pour transformer notre expérience du stress. Nous apprenons à accueillir ces défis non pas comme des obstacles insurmontables, mais comme des opportunités de croissance, de résilience et, ultimement, de paix intérieure. Ce voyage de reconnaissance est le premier pas vers la libération du poids du stress, nous ouvrant la voie vers une existence plus sereine et épanouie.

Techniques de réduction du stress : Respiration, méditation, et plus

Le stress est une réaction naturelle face aux défis et aux pressions de la vie quotidienne. Cependant, lorsqu'il devient chronique, il peut sérieusement affecter notre santé mentale et physique, ainsi que notre capacité à maîtriser nos émotions et nos actions. Heureusement, il existe des techniques efficaces pour réduire le stress et renforcer notre résilience.

La respiration consciente est l'une des méthodes les plus simples et les plus puissantes pour diminuer le stress instantanément. Lorsque nous nous concentrons sur notre respiration, nous ramenons notre attention au moment présent, ce qui aide à calmer l'esprit et le corps. Voici un exercice simple :

- **Respiration profonde** : Asseyez-vous confortablement avec le dos droit. Fermez les yeux et prenez conscience de votre respiration. Inspirez lentement par le nez, en gonflant l'abdomen, puis les poumons. Retenez votre souffle pendant quelques secondes, puis expirez lentement par la bouche. Répétez cet exercice pendant 5 à 10 minutes.

La méditation est une pratique millénaire qui a fait ses preuves dans la réduction du stress et l'amélioration de la concentration et de la clarté d'esprit. Elle implique de se concentrer sur un point de référence (comme votre respiration, un mantra, ou un objet) pour entraîner l'esprit à se libérer des distractions et à atteindre un état de calme intérieur.

- **Méditation guidée** : De nombreuses applications et sites web offrent des séances de méditation guidée adaptées aux débutants. Commencez par des sessions courtes de 5 à 10 minutes et augmentez progressivement la durée à mesure que vous devenez plus à l'aise avec la pratique.

L'exercice régulier est un excellent moyen de réduire le stress. Il aide à libérer les endorphines, des hormones qui améliorent l'humeur et agissent comme des analgésiques naturels. De plus, l'activité physique peut améliorer la qualité du sommeil, ce qui peut être perturbé par le stress.

- **Intégration dans la routine quotidienne :** Trouvez une activité physique que vous appréciez, qu'il s'agisse de marcher, de courir, de faire du yoga, ou de danser. L'important est de bouger régulièrement, idéalement 30 minutes par jour.

Outre la respiration, la méditation et l'exercice, il existe d'autres techniques de relaxation qui peuvent aider à gérer le stress :

- **Relaxation musculaire progressive :** Cette technique implique de tendre puis de relâcher chaque groupe musculaire du corps, ce qui peut aider à réduire la tension physique et mentale.
- **Visualisation :** Imaginer un lieu paisible ou une situation qui vous rend heureux peut aider à éloigner les pensées stressantes et à induire la relaxation.

Prévention du stress : Construire un environnement de faible stress

La prévention du stress est essentielle pour maintenir un équilibre sain entre les différentes sphères de notre vie. Construire un environnement de faible stress ne se limite pas à des actions ponctuelles ; c'est un engagement quotidien envers soi-même et son bien-être. Voici des stratégies concrètes pour créer un cadre de vie et de travail propice à la sérénité et à la productivité.

Un environnement désordonné peut être une source significative de stress. L'accumulation de désordre dans notre espace de vie ou de travail crée une sensation de chaos qui peut accabler l'esprit. Prenez le temps de désencombrer et d'organiser votre espace. Un environnement épuré favorise la clarté d'esprit et réduit l'anxiété. Investissez dans des solutions de rangement et adoptez des habitudes quotidiennes pour maintenir l'ordre. Un espace bien organisé est synonyme d'un esprit apaisé.

Les routines jouent un rôle crucial dans la réduction du stress. Elles apportent une structure à notre quotidien, ce qui peut aider à diminuer l'anxiété liée à l'incertitude. Intégrez des pratiques de bien-être dans votre routine, telles que la méditation matinale, des pauses exercices au cours de la journée, ou un rituel de détente avant de dormir. Ces moments dédiés au bien-être sont des bulles de tranquillité qui contribuent à un environnement de faible stress.

Dans un monde hyperconnecté, nous sommes constamment exposés à une multitude de stimuli qui peuvent alimenter notre stress. Il est important de mettre en place des limites claires concernant l'utilisation des technologies et des médias sociaux. Définissez des plages horaires sans écran, surtout avant le coucher, pour favoriser un meilleur sommeil. Apprenez également à filtrer les informations que vous consommez ; privilégiez les contenus qui enrichissent votre esprit et évitez ceux qui génèrent de l'anxiété.

Les relations que nous entretenons peuvent être une source de soutien ou de stress. Entourez-vous de personnes qui vous encouragent et vous apportent de l'énergie positive. Il est crucial d'apprendre à communiquer de manière saine et à établir des limites dans les relations toxiques. Des relations équilibrées et soutenantes contribuent à un environnement de faible stress.

La gratitude est un puissant antidote au stress. Prendre le temps chaque jour de reconnaître et d'apprécier les aspects positifs de notre vie peut transformer notre perspective et réduire le sentiment de stress. Tenir un journal de gratitude ou simplement partager ses reconnaissances avec des proches sont des pratiques simples qui enrichissent notre quotidien.

Notre alimentation a un impact direct sur notre niveau de stress. Une alimentation déséquilibrée peut augmenter les sensations d'anxiété et de fatigue. Privilégiez une alimentation riche en fruits, légumes, céréales complètes et protéines de qualité. L'eau est également essentielle ; une bonne hydratation contribue à un état d'esprit clair et apaisé.

Construire un environnement de faible stress est un processus qui demande de la conscience et de la détermination. En adoptant ces stratégies, vous créez un cadre de vie qui favorise la sérénité et la résilience face aux défis quotidiens. Rappelez-vous que chaque petit geste en faveur de votre bien-être contribue à un environnement plus paisible et harmonieux. La prévention du stress est un investissement dans votre santé mentale et physique, essentiel pour atteindre une maîtrise de soi durable et profonde.

JOUR 17 – LA COMMUNICATION EFFICACE

Principes de la communication efficace : Écoute active et expression claire

La communication est au cœur de nos interactions quotidiennes. Que ce soit dans le cadre professionnel, familial ou amical, une communication efficace est essentielle pour établir des relations saines, résoudre les conflits et exprimer nos besoins et nos sentiments de manière constructive. Ce chapitre se concentre sur les principes fondamentaux de la communication efficace, notamment l'écoute active et l'expression claire.

L'écoute active est bien plus que le simple fait d'entendre les mots de l'autre ; c'est un engagement total à comprendre le message de notre interlocuteur, tant sur le plan verbal que non verbal. Voici quelques clés pour développer une écoute active :

- **Faire preuve de présence** : Mettez de côté vos distractions et concentrez-vous entièrement sur la personne qui parle. Le contact visuel, hocher la tête et d'autres signes non verbaux montrent que vous êtes engagé dans la conversation.

- **Reformuler** : Pour montrer que vous avez compris, reformulez ce que l'autre a dit. Cela permet également de clarifier les malentendus éventuels.
- **Poser des questions** : Les questions ouvertes encouragent votre interlocuteur à s'exprimer davantage et montrent votre intérêt pour son message.
- **Empathie** : Essayez de vous mettre à la place de l'autre pour comprendre ses sentiments et son point de vue. L'empathie renforce le lien entre les interlocuteurs.

Exprimer ses idées et sentiments de manière claire et concise est tout aussi important que l'écoute. Une communication efficace nécessite de transmettre son message de façon à ce qu'il soit compris sans ambiguïté.

- **Soyez direct mais respectueux** : Exprimez vos besoins et vos opinions honnêtement, sans pour autant offenser ou dévaloriser votre interlocuteur.
- **Utilisez "je" pour exprimer vos sentiments** : Parler en termes de "je" plutôt que de "tu" peut aider à éviter que l'autre se sente accusé. Par exemple, "Je me sens frustré quand..." au lieu de "Tu me rends frustré".
- **Soyez spécifique** : Évitez les généralisations. Soyez précis dans vos demandes ou vos critiques pour éviter les malentendus.
- **Adaptez votre message à votre auditoire** : Prenez en compte l'âge, la culture, les émotions et le contexte de votre interlocuteur pour adapter votre message de manière appropriée.

Améliorer les compétences en communication : Exercices pratiques

Améliorer ses compétences en communication est un processus continu qui nécessite pratique et dévouement. Voici quelques exercices pratiques pour vous aider à développer une communication plus efficace, claire et empathique.

Prenez l'habitude d'écouter activement dans toutes vos interactions. Cela signifie prêter toute votre attention à l'orateur, sans préparer votre réponse pendant qu'il parle. Après qu'il ait fini, résumez ce qu'il a dit pour vous assurer que vous avez bien compris. Cet exercice renforce la compréhension mutuelle et montre à votre interlocuteur que vous valorisez ses paroles.

Les jeux de rôle sont excellents pour pratiquer la communication dans divers scénarios, surtout ceux qui vous mettent mal à l'aise. Avec un partenaire, simulez des situations difficiles, comme demander une augmentation, résoudre un conflit ou exprimer un désaccord. Cela vous aidera à explorer différentes stratégies de communication et à vous préparer à des conversations réelles.

Gardez un journal de vos interactions quotidiennes, en notant les succès et les défis en matière de communication. Réfléchissez à la manière dont vous avez exprimé vos idées et à ce que vous pourriez améliorer. Ce processus de réflexion favorise une prise de conscience de vos habitudes de communication et de la manière dont elles affectent vos relations.

Demandez régulièrement des retours à vos amis, famille ou collègues sur votre manière de communiquer. Encouragez-les à être honnêtes et ouverts. Utilisez ces informations pour travailler sur les aspects de votre communication qui nécessitent une amélioration.

Travaillez sur votre capacité à être assertif, ce qui signifie exprimer vos pensées, sentiments et besoins de manière directe, honnête et respectueuse. Commencez par des situations moins intimidantes et progressez vers des conversations plus difficiles. L'assertivité est cruciale pour une communication efficace et respectueuse.

Lorsque vous écoutez quelqu'un, essayez de vous mettre à sa place et de ressentir ce qu'il ressent. Cela vous aidera à répondre de manière plus empathique et appropriée. Vous pouvez pratiquer cela en discutant de sujets émotionnellement chargés et en vous concentrant sur la compréhension des sentiments de l'autre plutôt que sur la résolution immédiate du problème. Travaillez à exprimer vos idées de la manière la plus claire et concise possible. Avant une conversation importante, prenez le temps de clarifier vos pensées et de déterminer les points clés que vous souhaitez communiquer. Cela peut impliquer de rédiger un bref plan ou de s'exercer à parler à haute voix.

Améliorer vos compétences en communication est un investissement dans vos relations personnelles et professionnelles. En pratiquant régulièrement ces exercices, vous développerez une communication plus efficace, renforcerez vos relations et augmenterez votre confiance en vous dans diverses situations sociales et professionnelles. La clé est la constance et la volonté de s'améliorer continuellement.

Gérer les conflits par la communication : Stratégies pour des résolutions saines

Gérer les conflits de manière efficace est essentiel pour maintenir des relations saines et constructives, tant dans le milieu professionnel que personnel. La communication joue un rôle crucial dans la résolution des conflits, permettant aux parties impliquées de comprendre les perspectives de chacun et de trouver un terrain d'entente. Voici des stratégies éprouvées pour aborder et résoudre les conflits par la communication.

Lorsque vous abordez un conflit, il est important de le faire avec une attitude ouverte, prête à écouter et à comprendre l'autre partie sans préjugés. Évitez de vous mettre en position de défense dès le début de la conversation. Cela peut fermer les portes à une communication efficace et augmenter les tensions.

L'écoute active est essentielle pour comprendre la perspective de l'autre personne. Cela implique de l'écouter attentivement, de reformuler ce qu'elle dit pour s'assurer de la compréhension, et de répondre de manière réfléchie. Montrer que vous comprenez le point de vue de l'autre peut désamorcer le conflit et ouvrir la voie à une résolution.

Utilisez des phrases commençant par "Je" pour exprimer vos sentiments et besoins sans accuser ou blâmer l'autre partie. Par exemple, dites "Je me sens frustré quand..." au lieu de "Tu me rends frustré". Cela permet de communiquer vos préoccupations sans provoquer de réactions défensives.

Dans toute situation conflictuelle, il est utile de rappeler à toutes les parties qu'elles partagent probablement un objectif commun. Identifier cet objectif peut aider à recentrer la conversation sur la recherche de solutions constructives plutôt que sur le conflit lui-même.

Une fois que toutes les parties ont exprimé leurs points de vue et besoins, travaillez ensemble pour trouver des solutions mutuellement acceptables. Cela peut impliquer des compromis de chaque côté. L'important est de trouver une résolution qui respecte les besoins de tous.

Il y a des moments où les parties impliquées dans un conflit ne parviennent pas à trouver une solution par elles-mêmes. Dans ces cas, faire appel à un médiateur neutre peut aider à faciliter la communication et à trouver une résolution. Le médiateur peut offrir une perspective extérieure et aider à naviguer dans le conflit de manière plus objective.

Si les émotions deviennent trop intenses et empêchent une communication efficace, il peut être sage de prendre une pause et de revenir sur le sujet plus tard, une fois que tout le monde a eu le temps de se calmer. Parfois, un peu de temps et d'espace peut faire toute la différence dans la résolution d'un conflit.

La gestion des conflits par la communication requiert patience, écoute et volonté de comprendre l'autre. En adoptant ces stratégies, vous pouvez transformer les conflits en opportunités de renforcer les relations et de favoriser un environnement plus collaboratif et respectueux. Rappelez-vous que le but ultime est de trouver une solution qui bénéficie à toutes les parties impliquées, en préservant et en renforçant les liens entre elles.

JOUR 18 - LA PUISSANCE DU NON

L'importance de dire non : Affirmation de soi et respect des limites

L'affirmation de soi et le respect des limites personnelles sont des composantes essentielles du bien-être et de la maîtrise de soi. Dire "non" est une compétence vitale qui permet de protéger notre temps, notre énergie et notre intégrité personnelle. Cependant, beaucoup trouvent difficile de refuser les demandes, de peur de décevoir les autres ou de paraître égoïstes. Reconnaître l'importance de dire "non" est le premier pas vers une vie plus équilibrée et épanouie.

Dire "non" commence par la reconnaissance de sa propre valeur. Cela signifie comprendre que votre temps et votre bien-être sont précieux et méritent d'être protégés. Lorsque vous dites "oui" à tout et à tous, vous risquez de vous surcharger, ce qui peut mener à l'épuisement et au ressentiment. Apprendre à dire "non" est donc un acte de respect envers soi-même.

L'affirmation de soi est la capacité d'exprimer ses pensées, sentiments et besoins de manière honnête et respectueuse. Dire "non" est une forme d'affirmation de soi qui communique clairement vos limites à autrui. Cela ne signifie pas être hostile ou agressif, mais plutôt être ferme et clair dans vos communications. L'affirmation de soi renforce la confiance en soi et le respect mutuel dans les relations.

Les limites personnelles définissent jusqu'où nous sommes prêts à aller dans nos interactions avec les autres. Elles sont essentielles pour maintenir notre santé mentale et notre intégrité. Dire "non" aide à établir ces limites et à enseigner aux autres comment nous souhaitons être traités. Il est important de communiquer ces limites clairement et de les respecter, même lorsque cela est difficile.

Beaucoup éprouvent de la culpabilité lorsqu'ils disent "non", craignant de blesser ou de décevoir les autres. Il est crucial de reconnaître que cette culpabilité est souvent infondée. Prendre soin de soi n'est pas un acte d'égoïsme ; c'est une nécessité. Avec le temps et la pratique, il est possible de réduire ces sentiments de culpabilité et de se sentir plus à l'aise avec ses décisions.

Dire "non" est une compétence qui se développe avec la pratique. Commencez par des situations moins intimidantes et travaillez à devenir plus confiant dans votre capacité à refuser. Vous pouvez également pratiquer des phrases préparées, comme "Je vais devoir décliner cette fois-ci" ou "Je ne peux pas m'engager à cela en ce moment".

Dire "non" est un aspect fondamental de la maîtrise de soi et de la construction d'une vie équilibrée. Cela permet de mieux gérer son temps, de respecter ses limites personnelles et de vivre selon ses propres termes. En apprenant à dire "non", vous affirmez votre valeur et votre droit à prendre soin de vous, tout en maintenant des relations saines et respectueuses avec les autres.

Apprendre à dire non : Conseils et techniques

Apprendre à dire "non" est une compétence essentielle pour préserver votre énergie, respecter vos limites et maintenir un équilibre sain dans votre vie. Cela peut être difficile, surtout si vous avez l'habitude de vouloir plaire à tout le monde ou si vous craignez les répercussions de votre refus. Cependant, avec les bonnes techniques et une pratique régulière, vous pouvez devenir plus à l'aise avec cette expression puissante de l'affirmation de soi. Voici des conseils et des techniques pour vous aider à dire "non" de manière efficace et respectueuse.

Lorsqu'on vous demande quelque chose, prenez l'habitude de faire une pause avant de répondre. Cela vous donne le temps de réfléchir à votre disponibilité réelle et à votre envie de vous engager. Utilisez des phrases comme "Laissez-moi y réfléchir et je reviens vers vous" pour vous donner de l'espace pour évaluer la demande sans pression.

Quand vous décidez de dire "non", soyez aussi clair et direct que possible. Évitez les réponses évasives qui peuvent donner de l'espoir inutilement. Une réponse simple comme "Je suis désolé, mais je ne pourrai pas faire cela" est souvent la plus efficace.

Il peut être tentant de donner une excuse pour éviter de dire "non" directement, mais cela peut vous piéger dans des mensonges ou des engagements non désirés à l'avenir. Si vous choisissez de fournir une raison, assurez-vous qu'elle soit véridique et ne laissez pas la porte ouverte à des négociations si votre décision est finale.

Si vous ne pouvez pas ou ne voulez pas répondre à une demande, mais que vous souhaitez tout de même aider, proposez une alternative. Par exemple, "Je ne peux pas prendre en charge ce projet en ce moment, mais je peux vous aider à trouver quelqu'un qui le pourra."

Votre langage corporel peut renforcer votre message. Même en disant "non", maintenez un contact visuel et adoptez une posture ouverte. Cela montre que vous êtes confiant dans votre réponse et que vous respectez votre interlocuteur.

L'affirmation de soi est une compétence qui se renforce avec la pratique. Entraînez-vous à dire "non" dans des situations à faible enjeu pour gagner en confiance. Vous pouvez même pratiquer devant un miroir ou avec un ami de confiance.

Rappelez-vous que votre temps, votre énergie et votre bien-être sont précieux. Vous n'avez pas à vous justifier pour prendre soin de vous. Reconnaître votre propre valeur est essentiel pour être à l'aise avec le fait de dire "non".

Parfois, votre "non" peut entraîner des réactions négatives.

Préparez-vous à cela et restez ferme dans votre décision. La plupart du temps, les gens respecteront vos limites une fois qu'ils verront que vous êtes sérieux.

Dire "non" est un acte d'autoprotection et d'affirmation de soi. En suivant ces conseils et en pratiquant régulièrement, vous apprendrez à établir et à maintenir des limites saines dans votre vie. Cela peut être difficile au début, mais les bénéfices à long terme pour votre santé mentale et votre bien-être en valent la peine.

Les bénéfices de dire non : Plus de temps, d'énergie et de respect de soi

Dire "non" peut sembler contre-intuitif dans une société qui valorise la disponibilité et l'engagement constant. Cependant, cette simple syllabe détient le pouvoir de transformer votre vie de manière profonde et positive. En apprenant à refuser ce qui ne sert pas vos intérêts ou dépasse vos capacités, vous ouvrez la porte à une multitude de bénéfices, notamment un gain de temps, une meilleure gestion de votre énergie et un accroissement du respect de soi. Explorons ces avantages en détail.

Chaque "non" prononcé est une affirmation de la valeur de votre temps. En refusant les engagements qui ne correspondent pas à vos priorités ou objectifs, vous libérez des heures précieuses qui peuvent être consacrées à ce qui compte réellement pour vous. Que ce soit pour avancer sur des projets personnels, passer du temps avec vos proches, ou simplement vous reposer, le temps gagné est un atout inestimable pour enrichir votre vie et poursuivre vos passions.

L'énergie est une ressource limitée, et chaque tâche ou engagement que nous acceptons consomme une partie de cette réserve. En choisissant judicieusement où investir votre énergie, vous évitez l'épuisement et maintenez un niveau de vitalité plus élevé. Dire "non" aux demandes excessives ou aux activités peu enrichissantes vous permet de concentrer votre énergie sur ce qui vous revitalise et vous apporte satisfaction et joie.

Dire "non" est aussi un puissant exercice de respect de soi. Cela signifie reconnaître vos limites, honorer vos besoins et vous traiter avec gentillesse et compréhension. Chaque refus renforce la conviction que vos sentiments et votre bien-être sont importants. Ce respect de soi accru se traduit par une meilleure estime de soi et une confiance renforcée, vous permettant de naviguer dans la vie avec assurance et détermination.

Bien que cela puisse paraître paradoxal, dire "non" peut également renforcer vos relations. En établissant des limites claires, vous créez un espace de respect mutuel avec vos proches, collègues et amis. Les personnes qui vous entourent apprennent à valoriser votre temps et votre contribution, et les interactions deviennent plus authentiques et significatives. De plus, en refusant ce que vous ne pouvez pas gérer, vous évitez le risque de ressentiment ou de fatigue qui peut découler d'un engagement excessif.

En fin de compte, dire "non" contribue à une meilleure qualité de vie. Avec plus de temps pour vous, une gestion de l'énergie plus efficace, un respect de soi accru et des relations renforcées, vous créez un environnement propice à l'épanouissement personnel. Vous devenez plus présent dans chaque moment, plus engagé dans les activités que vous choisissez et plus équilibré dans votre approche de la vie.

Dire "non" n'est pas seulement un acte de refus ; c'est une affirmation de votre valeur, de vos priorités et de votre droit à choisir comment vous vivez votre vie. Les bénéfices de cette simple action sont vastes et profonds, touchant tous les aspects de votre existence. En apprenant à dire "non" de manière réfléchie et respectueuse, vous prenez le contrôle de votre temps, de votre énergie et de votre parcours de vie, ouvrant la voie à un avenir plus riche et plus satisfaisant.

JOUR 19 - LA CRÉATIVITÉ AU QUOTIDIEN

Stimuler la créativité : Activités et pratiques inspirantes

La créativité est une flamme qui peut s'éteindre sous le poids de la routine quotidienne et du stress. Pourtant, elle est essentielle à l'épanouissement personnel, à l'innovation et à la résolution de problèmes dans tous les domaines de la vie. Heureusement, il existe de nombreuses activités et pratiques inspirantes qui peuvent stimuler votre créativité et raviver votre imagination. Voici quelques suggestions pour nourrir votre esprit créatif.

Un journal créatif est un espace libre de jugement où vous pouvez exprimer vos pensées, idées, rêves et réflexions. Utilisez-le pour écrire, dessiner, coller des images ou tout ce qui stimule votre créativité. L'acte d'écrire régulièrement débloque l'esprit et ouvre de nouvelles voies de réflexion.

La méditation de pleine conscience aide à calmer le bavardage mental et à clarifier les pensées, créant ainsi un espace pour l'inspiration. En vous concentrant sur le moment présent, vous pouvez libérer votre esprit des distractions et permettre à vos idées créatives de surgir naturellement.

S'engager dans de nouvelles activités peut stimuler votre

cerveau de manière inattendue. Que ce soit l'apprentissage d'un instrument de musique, la peinture, la danse, ou même la cuisine, chaque nouveau hobby vous offre une perspective différente et enrichit votre répertoire créatif.

La nature est une source inépuisable d'inspiration. Prenez le temps de vous promener dans un parc, de randonner en forêt ou simplement de contempler un coucher de soleil. L'observation des merveilles naturelles peut déclencher des idées créatives et vous fournir un nouveau souffle d'inspiration.

Le brainstorming en groupe ou en solo est un excellent moyen de générer des idées sans se limiter. L'objectif est de penser librement et de noter toutes les idées, sans jugement. Cette pratique peut ouvrir des pistes de réflexion originales et inattendues.

Entourez-vous de personnes créatives ou consommez des œuvres créatives (livres, musique, art, cinéma) pour stimuler votre imagination. L'échange d'idées et l'exposition à différentes formes de créativité peuvent être incroyablement stimulants.

Ne craignez pas l'échec. Chaque tentative non réussie est une étape vers la réussite. L'acceptation de l'échec comme partie intégrante du processus créatif vous libère de la peur de l'erreur et encourage une exploration plus audacieuse de vos idées.

Paradoxalement, imposer des limites à votre créativité peut en fait l'augmenter. Les contraintes forcent à penser différemment et à trouver des solutions innovantes. Essayez de travailler avec des matériaux limités, des thèmes spécifiques ou des délais serrés pour stimuler votre créativité.

La créativité n'est pas un don réservé à une élite artistique ; c'est une capacité inhérente à tous, qui peut être cultivée et développée. En intégrant ces activités et pratiques dans votre vie, vous pouvez non seulement stimuler votre créativité mais aussi améliorer votre bien-être général. La clé est de rester curieux, ouvert et prêt à explorer de nouvelles avenues d'expression créative.

Intégrer la créativité dans la résolution de problèmes : Penser

autrement

Intégrer la créativité dans la résolution de problèmes est une approche qui transforme les défis en opportunités d'innovation. Penser autrement n'est pas seulement une compétence, c'est une mentalité qui permet de voir au-delà des solutions conventionnelles et de trouver des réponses originales et efficaces aux problèmes. Voici comment cultiver cette approche créative dans votre processus de résolution de problèmes.

La première étape pour intégrer la créativité dans la résolution de problèmes est d'adopter une mentalité d'ouverture. Cela signifie être prêt à remettre en question les hypothèses existantes et à considérer toutes les possibilités, même celles qui semblent au premier abord irréalistes ou impraticables. Une telle ouverture d'esprit est cruciale pour débloquer le potentiel créatif.

Les problèmes peuvent souvent être résolus de manière plus créative en adoptant différentes perspectives. Essayez de voir le problème à travers les yeux d'autres personnes, qu'il s'agisse de collègues, de clients, ou même de personnes d'un tout autre domaine. Cette diversité de points de vue peut révéler des solutions inattendues.

Des techniques spécifiques peuvent stimuler la pensée créative. Le brainstorming, le mind mapping, et les six chapeaux de réflexion de De Bono sont des outils qui encouragent à explorer une variété d'angles et de solutions potentielles. Ces méthodes favorisent un flux d'idées libres et non censurées, essentiel pour la créativité.

La créativité dans la résolution de problèmes implique souvent un processus d'expérimentation. N'ayez pas peur de tester différentes solutions, même si elles semblent imparfaites. L'itération, basée sur les retours et les résultats obtenus, est un moyen puissant d'affiner les idées et de trouver des solutions innovantes.

Un environnement qui soutient la prise de risque et l'exploration d'idées non conventionnelles est essentiel pour la créativité.

Encouragez une culture où les erreurs sont vues comme des opportunités d'apprentissage et où la curiosité est valorisée. Un tel environnement favorise la confiance et la liberté nécessaires pour penser différemment.

La pensée latérale, ou la capacité à aborder les problèmes de manière indirecte et créative, est une compétence précieuse. Elle implique de sortir des sentiers battus et d'utiliser des approches non linéaires pour résoudre les problèmes. Parfois, la solution réside dans la reformulation du problème lui-même.

L'innovation survient souvent à l'intersection de différents domaines. Recherchez des idées et des solutions dans des secteurs éloignés du vôtre. Cette approche transdisciplinaire peut ouvrir de nouvelles voies de réflexion et révéler des solutions créatives inattendues.

Intégrer la créativité dans la résolution de problèmes enrichit le processus décisionnel et mène à des solutions plus innovantes et durables. En cultivant une mentalité d'ouverture, en explorant différentes perspectives, et en encourageant l'expérimentation, vous pouvez transformer les défis en opportunités créatives. Penser autrement n'est pas seulement une manière de résoudre des problèmes ; c'est une façon de vivre qui embrasse le changement et l'innovation.

Projets créatifs : Encourager l'expression personnelle

Les projets créatifs jouent un rôle crucial dans l'encouragement de l'expression personnelle, offrant un espace où l'individu peut explorer et partager sa vision unique du monde. Ces projets ne se limitent pas à l'art traditionnel ; ils englobent une vaste gamme d'activités qui permettent de manifester la créativité sous toutes ses formes. Voici comment les projets créatifs peuvent devenir un puissant vecteur d'expression personnelle.

Les projets créatifs offrent un espace où les règles conventionnelles peuvent être mises de côté, permettant aux individus d'explorer librement leurs idées sans craindre le jugement. Que ce soit à travers la peinture, l'écriture, la musique, le design, ou même la programmation, chaque projet devient une toile vierge pour l'expression de soi.

Encourager l'expression personnelle à travers les projets créatifs signifie valoriser le processus de création autant, sinon plus, que le produit fini. Cela permet aux individus de se concentrer sur l'exploration et l'expérimentation, favorisant ainsi une expérience plus riche et plus personnelle.

Les projets créatifs offrent une opportunité unique d'explorer et de réfléchir sur sa propre identité et ses expériences de vie. Ils peuvent servir de miroir à l'âme, permettant aux créateurs de se comprendre mieux eux-mêmes et de partager ces découvertes avec le monde.

Bien que l'expression personnelle soit au cœur des projets créatifs, ils offrent également de riches opportunités de collaboration. Travailler avec d'autres peut ouvrir de nouvelles perspectives et enrichir le processus créatif, tout en offrant un espace pour partager des idées et recevoir des feedbacks constructifs.

La technologie moderne offre des outils incroyablement puissants pour l'expression créative. Des logiciels de design graphique aux plateformes de publication en ligne, en passant par les applications de musique numérique, les possibilités sont infinies pour ceux qui cherchent à exprimer leur créativité de manière innovante.

Intégrer des projets créatifs dans les programmes éducatifs peut jouer un rôle significatif dans le développement de l'expression personnelle dès le plus jeune âge. Encourager les enfants et les jeunes adultes à participer à des activités créatives les aide à développer leur confiance en soi et leur capacité à communiquer leurs idées.

Les projets créatifs célèbrent la diversité des expressions humaines. Reconnaître et valoriser cette diversité encourage non seulement l'expression personnelle mais contribue également à une culture plus inclusive et empathique.

Les projets créatifs sont un moyen essentiel d'encourager l'expression personnelle, offrant à chacun la possibilité d'explorer et de partager sa vision unique du monde. En créant un espace où le processus est valorisé, où l'identité et les expériences personnelles sont explorées, et où la collaboration et l'innovation sont encouragées, nous pouvons tous bénéficier d'une société plus créative, expressive et connectée.

JOUR 20 – LA FINANCE PERSONNELLE

les bases de la finance personnelle : Budget, épargne, investissement

La maîtrise des bases de la finance personnelle est essentielle pour assurer une gestion efficace de vos ressources, atteindre la sécurité financière et réaliser vos objectifs à long terme. Comprendre et appliquer les principes du budget, de l'épargne et de l'investissement vous permet de prendre le contrôle de votre situation financière et de bâtir un avenir plus serein. Voici un aperçu de ces fondamentaux.

Le budget est l'outil fondamental de la gestion financière personnelle. Il s'agit d'un plan qui détaille vos revenus et vos dépenses sur une période donnée, vous permettant ainsi de surveiller et de contrôler vos flux financiers. Pour établir un budget efficace :

- **Listez vos revenus :** Incluez toutes les sources de revenus fixes et variables.
- **Détaillez vos dépenses :** Catégorisez-les en dépenses fixes (loyer, prêts, assurances) et variables (alimentation, loisirs, achats divers).
- **Équilibrez le budget :** Assurez-vous que vos dépenses

n'excèdent pas vos revenus. Si c'est le cas, identifiez les postes sur lesquels vous pouvez réduire les coûts.

- **Révisez régulièrement** : Un budget n'est pas figé. Ajustez-le en fonction de l'évolution de votre situation financière et de vos objectifs.

L'épargne est cruciale pour faire face aux imprévus, réaliser des projets futurs et préparer votre retraite. Pour épargner efficacement :

- **Payez-vous en premier** : Mettez de côté une partie de vos revenus dès leur réception, avant même de penser aux dépenses.
- **Établissez un fonds d'urgence** : Visez à épargner l'équivalent de 3 à 6 mois de dépenses courantes pour couvrir les besoins en cas de coup dur.
- **Définissez des objectifs d'épargne** : Qu'ils soient à court, moyen ou long terme, les objectifs précis vous motivent à épargner régulièrement.
- **Utilisez des comptes d'épargne adaptés** : Selon vos objectifs, choisissez les véhicules d'épargne offrant les meilleurs avantages fiscaux et rendements.

Investir est le moyen de faire travailler votre argent pour vous, en vue d'augmenter votre patrimoine sur le long terme. Pour débuter dans l'investissement :

- **Informez-vous** : Comprenez les différents types d'investissements (actions, obligations, immobilier, fonds communs de placement) et leurs risques associés.
- **Diversifiez votre portefeuille** : Ne mettez pas tous vos œufs dans le même panier. La diversification réduit le risque global de vos investissements.
- **Pensez à long terme** : L'investissement est une démarche sur le long terme. Évitez les réactions impulsives aux fluctuations du marché.
- **Consultez des professionnels** : Si nécessaire, l'aide

d'un conseiller financier peut être précieuse pour élaborer une stratégie d'investissement adaptée à vos besoins et à votre tolérance au risque.

La finance personnelle repose sur trois piliers : le budget, l'épargne et l'investissement. Maîtriser ces aspects vous permet de naviguer plus sereinement dans le monde financier, de sécuriser votre avenir et de réaliser vos rêves. Commencez petit, restez constant et éduquez-vous continuellement pour prendre des décisions financières éclairées.

Planification financière : Établir des objectifs financiers à court et long terme

La planification financière est un processus essentiel qui nécessite une attention particulière à la fois pour les objectifs à court terme et à long terme. Cette démarche stratégique permet de structurer vos finances de manière à atteindre la sécurité financière et à réaliser vos aspirations futures. La distinction entre les objectifs à court et à long terme est cruciale, car elle oriente vos décisions d'épargne, d'investissement et de dépenses.

Les objectifs à court terme sont généralement ceux que vous espérez atteindre dans un délai d'un à deux ans. Ils peuvent inclure l'épargne pour des vacances, le remboursement d'une dette de carte de crédit, ou la constitution d'un fonds d'urgence. Pour ces objectifs, il est conseillé d'utiliser des véhicules d'investissement moins risqués, comme un compte d'épargne à haut rendement ou un certificat de dépôt, qui offrent une certaine rentabilité tout en garantissant la sécurité du capital investi.

La clé pour atteindre vos objectifs à court terme est de définir des montants spécifiques et de créer un plan d'épargne mensuel. Par exemple, si vous souhaitez épargner 3 000 € pour des vacances dans un an, vous devrez mettre de côté 250 € chaque mois. L'utilisation d'outils de budgétisation peut vous aider à suivre vos progrès et à ajuster vos dépenses en conséquence.

Les objectifs à long terme, en revanche, sont ceux que vous prévoyez d'atteindre dans plusieurs années ou décennies, tels que l'achat d'une maison, la planification de la retraite, ou le financement des études supérieures de vos enfants. Ces objectifs nécessitent une approche d'investissement plus agressive, impliquant souvent des actions, des fonds communs de placement, ou des comptes de retraite avec des avantages fiscaux.

Pour ces objectifs, il est essentiel de commencer tôt, car l'effet de la capitalisation augmente significativement le potentiel de croissance de vos investissements sur le long terme. Définir clairement vos objectifs, évaluer votre tolérance au risque et diversifier votre portefeuille sont des étapes clés pour maximiser vos chances de succès.

Que vos objectifs soient à court ou à long terme, un suivi régulier de votre planification financière est indispensable. Cela implique de réévaluer périodiquement vos objectifs, de mesurer vos progrès et d'ajuster votre stratégie en fonction des changements dans votre situation personnelle, financière, ou dans l'environnement économique.

Établir des objectifs financiers à court et à long terme est une démarche fondamentale pour naviguer avec succès dans le monde des finances personnelles. En adoptant une approche stratégique, en utilisant les bons outils et véhicules d'investissement, et en restant engagé dans le suivi et la réévaluation de vos plans, vous pouvez construire une base solide pour votre sécurité financière et la réalisation de vos rêves futurs. La planification financière n'est pas seulement une question de chiffres, mais un processus dynamique qui reflète vos valeurs, vos priorités et votre vision de l'avenir.

Gérer efficacement son argent : Outils et stratégies

gérer efficacement son argent est semblable à orchestrer une symphonie harmonieuse. Chaque note, chaque pause, et chaque mouvement contribuent à la beauté de l'ensemble. Pour diriger cette symphonie avec grâce, il existe des outils et des stratégies qui peuvent vous aider à harmoniser vos finances, transformant les défis en opportunités de croissance et de stabilité. Laissez-moi vous guider à travers ces méthodes avec douceur et assurance, pour que vous puissiez composer la mélodie de votre avenir financier avec confiance.

Imaginez que vous avez à votre disposition une baguette magique capable de clarifier l'état de vos finances d'un simple geste. Dans le monde réel, cette baguette prend la forme d'outils numériques et d'applications de gestion financière. Ces outils modernes vous permettent de suivre vos dépenses, d'établir des budgets, et de surveiller vos investissements en temps réel, le tout depuis votre téléphone ou ordinateur. En les utilisant, vous pouvez voir clairement où va votre argent et prendre des décisions éclairées sur la façon de l'utiliser plus judicieusement.

Une des stratégies les plus efficaces pour gérer votre argent est de rendre l'épargne automatique. Configurez vos comptes bancaires de manière à ce qu'une portion de votre revenu soit directement transférée dans un compte d'épargne à chaque paie. C'est comme si vous payiez d'abord votre futur moi, s'assurant que vous mettez de côté quelque chose pour les jours de pluie avant même de penser aux dépenses quotidiennes. Cette méthode simple mais puissante vous aide à construire votre épargne sans effort.

Un budget n'est pas une cage, mais plutôt un cadre qui vous donne la liberté de dépenser sans culpabilité et d'épargner avec objectif. L'astuce est de trouver un équilibre entre la structure et la flexibilité. Votre budget devrait être un guide vivant, qui s'adapte à vos besoins et objectifs changeants. En restant flexible, vous pouvez ajuster vos dépenses en fonction des imprévus de la vie, tout en restant fidèle à vos objectifs financiers à long terme.

L'éducation financière est un investissement qui porte toujours ses fruits. Consacrez du temps à apprendre les bases de l'économie personnelle, des investissements, et de la planification financière. Il existe une multitude de ressources disponibles, des livres aux podcasts, en passant par les cours en ligne, qui peuvent vous fournir les connaissances nécessaires pour prendre des décisions financières avisées. Plus vous en saurez, mieux vous serez équipé pour gérer votre argent de manière efficace.

Si vous partagez votre vie et vos finances avec un partenaire, la communication ouverte et régulière sur les questions d'argent est essentielle. Discutez ensemble de vos objectifs financiers, de vos inquiétudes, et de vos plans pour l'avenir. Travailler en tandem renforce non seulement votre relation mais aussi votre stratégie financière commune.

Gérer efficacement son argent est un voyage personnel, unique à chaque individu. En utilisant les outils et stratégies adaptés à vos besoins, vous pouvez diriger la symphonie de votre vie financière avec assurance et élégance. Rappelez-vous, chaque décision, chaque épargne, et chaque investissement contribue à la mélodie de votre avenir. Avec patience, persévérance, et un peu de planification, vous pouvez créer une harmonie financière qui résonnera à travers les années.

JOUR 21 - LA CONFIANCE EN SOI

Bâtir la confiance en soi : Reconnaître ses accomplissements et qualités

Bâtir la confiance en soi est un processus essentiel dans le développement personnel, impliquant la reconnaissance de ses propres accomplissements et qualités. Cette démarche permet non seulement de valoriser son parcours et ses efforts mais aussi de renforcer l'estime de soi, qui est fondamentale pour affronter les défis de la vie avec assurance et détermination.

La première étape pour bâtir la confiance en soi consiste à reconnaître et à célébrer ses accomplissements, qu'ils soient grands ou petits. Il est crucial de prendre un moment pour réfléchir à ce que vous avez réalisé, que ce soit dans votre vie professionnelle, académique, personnelle ou dans vos loisirs. Cela peut inclure des réussites telles que la finalisation d'un projet important, l'obtention d'un diplôme, l'apprentissage d'une nouvelle compétence, ou même des victoires personnelles comme surmonter une peur ou atteindre un objectif de santé.

Documenter ces accomplissements dans un journal ou les partager avec des proches peut renforcer la prise de conscience de vos succès et vous encourager à poursuivre sur cette voie. Cela vous aide à visualiser le chemin parcouru, renforçant la croyance en vos capacités et en votre potentiel.

En parallèle, il est tout aussi important d'identifier et

de valoriser vos qualités personnelles. Chacun possède un ensemble unique de traits de caractère, de compétences et de talents qui contribuent à sa singularité. Prenez le temps d'identifier ces qualités, qu'elles soient liées à votre personnalité, comme la résilience, l'empathie, ou la créativité, ou à des compétences spécifiques acquises au fil du temps.

Reconnaître ces qualités nécessite souvent un effort conscient, car il est facile de se focaliser sur nos défauts ou sur les domaines où nous nous sentons insuffisants. Demander des retours à des amis de confiance ou à des collègues peut également vous aider à voir des aspects de vous-même que vous n'aviez pas considérés. L'affirmation de soi est une pratique puissante pour bâtir la confiance en soi. Cela implique de se positionner et de communiquer ses pensées, ses sentiments et ses besoins de manière ouverte et honnête, tout en respectant les autres. L'affirmation de soi est renforcée par la reconnaissance de vos accomplissements et de vos qualités, car elle repose sur la conviction que vous avez de la valeur et que vos contributions sont significatives.

Enfin, bâtir la confiance en soi est un processus continu qui bénéficie grandement du développement personnel constant. Se fixer de nouveaux objectifs, relever de nouveaux défis et continuer à apprendre et à grandir sont des moyens efficaces de renforcer votre confiance en vous. Chaque nouvelle expérience est une occasion de tester vos limites, d'appliquer vos qualités et de célébrer de nouveaux accomplissements.

Bâtir la confiance en soi est un voyage intérieur profondément enrichissant, ancré dans la reconnaissance de vos accomplissements et de vos qualités uniques. En valorisant chaque étape de votre parcours et en vous affirmant avec assurance, vous forgez un sentiment d'estime de soi solide, essentiel pour naviguer dans la vie avec confiance et résilience. Ce processus vous encourage à continuer à vous développer, à vous défier et à vous épanouir, en reconnaissant que vous êtes l'architecte de votre propre confiance.

Dépasser la peur de l'échec : Accepter et apprendre des erreurs

Imaginez-vous naviguant sur un fleuve tranquille, entouré d'une nature apaisante. Soudain, vous rencontrez des rapides. La peur de l'échec est comme ces eaux tumultueuses : elle peut surgir inopinément, menaçant de renverser votre embarcation. Pourtant, c'est dans l'acceptation et l'apprentissage de ces moments que réside la clé pour naviguer avec assurance vers des eaux plus calmes.

Le premier pas pour dépasser la peur de l'échec est d'accepter que l'échec fait partie intégrante du voyage de la vie. Comme les rapides sur un fleuve, il teste notre résilience et notre capacité à persévérer. Accepter l'échec ne signifie pas se résigner à lui, mais plutôt reconnaître sa valeur comme un maître enseignant. Chaque erreur, chaque faux pas, est une leçon précieuse qui pave le chemin de la croissance personnelle.

Chaque échec est un trésor caché de sagesse, attendant d'être découvert. Lorsque vous rencontrez un obstacle, prenez un moment pour réfléchir : Qu'est-ce que cette expérience m'enseigne ? Quelles compétences dois-je développer ? Comment puis-je ajuster ma voile pour mieux naviguer à l'avenir ? En posant ces questions, vous transformez l'échec en un tremplin vers le succès.

La résilience est votre phare dans la tempête, illuminant le chemin à travers les moments difficiles. Construisez votre résilience en vous entourant de soutien, que ce soit à travers des amis, de la famille, ou des mentors. Partagez vos expériences, écoutez les histoires des autres, et rappelez-vous que vous n'êtes pas seul dans cette traversée. Chaque personne que vous rencontrez peut vous enseigner quelque chose de précieux sur la manière de naviguer dans les eaux agitées de la vie.

Dans votre voyage pour dépasser la peur de l'échec, n'oubliez pas de célébrer chaque progrès, aussi petit soit-il. Chaque pas en avant est une victoire sur la peur, un signe que vous avancez vers vos objectifs. Ces célébrations renforcent votre confiance en vous et vous rappellent que le chemin vers le succès est pavé de persévérance et d'optimisme.

Finalement, trouvez la sérénité dans l'incertitude. Acceptez que le futur est un paysage changeant, plein de possibilités inexplorées. En apprenant de vos erreurs et en embrassant l'échec comme une partie essentielle de votre croissance, vous vous ouvrez à un monde de nouvelles opportunités. L'échec n'est pas la fin du voyage, mais un guide vers une compréhension plus profonde de vous-même et de ce que vous êtes capable d'atteindre.

Dépasser la peur de l'échec est un voyage personnel vers l'acceptation, l'apprentissage et la résilience. En naviguant à travers les eaux tumultueuses de l'échec avec courage et ouverture, vous découvrirez votre propre force intérieure et la capacité de vous élever au-dessus des défis. Rappelez-vous, chaque échec est une étape vers votre succès futur, un rappel que même dans les moments les plus difficiles, il y a toujours une lumière de sagesse à trouver.

Affirmation de soi : Exercices pour renforcer la présence et l'assertivité

Chaque jour est une nouvelle scène, l'affirmation de soi est l'art de jouer son rôle avec conviction et authenticité. Imaginez-vous comme un acteur sur cette scène mondiale, où la présence et l'assertivité sont vos atouts les plus précieux. Pour vous aider à briller sous les projecteurs de la vie quotidienne, voici quelques exercices conçus pour renforcer votre affirmation de soi, vous permettant de vous exprimer pleinement et avec confiance.

Commencez par l'exercice de la posture. Avant une situation où vous devez vous affirmer, prenez un moment pour adopter une posture de confiance. Tenez-vous debout, les pieds ancrés au sol, les épaules en arrière, et le regard droit devant. Respirez profondément. Cette posture physique n'est pas seulement une manifestation extérieure de confiance ; elle envoie également un signal à votre esprit que vous êtes prêt et capable de vous affirmer.

L'exercice suivant se déroule devant un miroir. Regardez-vous dans les yeux et pratiquez l'expression de vos besoins et de vos opinions avec fermeté et calme. Utilisez des phrases commençant par "Je" pour exprimer clairement vos pensées et sentiments. Par exemple, "Je pense que..." ou "Je ressens...". Cet exercice vous aide à vous habituer à entendre votre propre voix affirmant vos besoins, renforçant ainsi votre capacité à le faire en présence des autres.

Les affirmations positives sont de puissants outils pour renforcer l'estime de soi et l'assertivité. Chaque matin, répétez des affirmations qui renforcent votre croyance en votre propre valeur et en votre droit à vous exprimer. Des phrases comme "Je mérite d'être entendu" ou "Ma voix compte" peuvent être des mantras motivants qui vous préparent à affronter la journée avec assurance.

Préparez-vous à des situations spécifiques où vous pourriez avoir besoin de vous affirmer en rédigeant des scénarios et en les pratiquant à l'avance. Imaginez différentes réponses à des situations difficiles et entraînez-vous à les exprimer de manière assertive. Cela peut inclure la négociation de vos conditions de travail, la défense de vos limites personnelles, ou la demande de respect dans une relation. Se préparer mentalement vous donne un plan d'action, réduisant l'anxiété et augmentant votre efficacité dans la communication.

L'affirmation de soi ne concerne pas seulement la capacité à parler, mais aussi à écouter. Pratiquez l'écoute active en vous concentrant pleinement sur l'orateur, en acquiesçant et en reformulant ce qu'il dit pour montrer que vous comprenez. Cela crée un environnement de respect mutuel, où votre propre affirmation de soi est renforcée par votre capacité à respecter et à valider les perspectives des autres.

L'affirmation de soi est un voyage personnel vers la découverte de votre voix unique et le courage de la faire entendre. En intégrant ces exercices dans votre routine quotidienne, vous construisez les fondations d'une présence forte et d'une assertivité qui résonne avec authenticité. Rappelez-vous, chaque pas vers l'affirmation de soi est un pas vers la réalisation de votre potentiel le plus élevé sur la scène de la vie.

JOUR 22 – LA GESTION DES PRIORITÉS

Identifier ses vraies priorités : Différencier l'urgent de l'important

Identifier ses vraies priorités dans la vie nécessite une compréhension claire de ce qui est urgent et de ce qui est important, deux concepts qui, bien que souvent confondus, ont des significations très différentes. Cette distinction est cruciale pour une gestion efficace du temps et pour mener une vie équilibrée et alignée avec vos valeurs et objectifs personnels.

Les tâches urgentes sont celles qui réclament une attention immédiate. Elles sont souvent associées à des délais spécifiques et peuvent être le résultat de la procrastination ou de circonstances imprévues. En revanche, les tâches importantes sont celles qui contribuent à long terme à nos objectifs globaux et à notre bien-être. Elles nécessitent une planification et un engagement sur le long terme et ne sont pas toujours accompagnées par des délais pressants.

La première étape pour identifier vos vraies priorités est de faire une évaluation honnête de vos activités quotidiennes. Cela implique de réfléchir à la manière dont vous passez votre temps et de déterminer si ces activités sont alignées avec vos objectifs à long terme. Posez-vous des questions telles que : "Cette tâche contribue-t-elle à mes objectifs ?" ou "Est-ce que je fais cela par habitude ou parce que c'est véritablement important pour moi ?" L'utilisation d'outils de planification, tels que des agendas, des applications de gestion du temps ou des listes de tâches, peut vous aider à organiser vos activités en fonction de leur niveau d'urgence et d'importance. Ces outils permettent de visualiser où votre temps est investi et de réajuster vos priorités si nécessaire.

Une compétence clé dans la distinction entre l'urgent et l'important est la capacité à dire non aux demandes qui ne sont pas alignées avec vos priorités. Cela peut être difficile, surtout lorsque cela implique de refuser des tâches urgentes imposées par d'autres. Cependant, protéger votre temps pour les activités qui sont véritablement importantes est essentiel pour atteindre vos objectifs personnels et professionnels.

Vos priorités peuvent changer avec le temps en fonction de l'évolution de vos objectifs, de votre situation personnelle ou de votre carrière. Il est donc important de réévaluer régulièrement ce qui est urgent et important dans votre vie. Cette réévaluation vous permet de rester flexible et de vous adapter aux changements, en vous assurant que vos actions restent alignées avec vos objectifs à long terme.

Identifier ses vraies priorités est un processus dynamique qui exige une évaluation continue de ce qui est urgent et de ce qui est important dans votre vie. En faisant preuve de réflexion, en utilisant des outils de planification efficaces, en apprenant à dire non et en réévaluant régulièrement vos priorités, vous pouvez vous assurer que vos actions et votre temps sont investis dans ce qui compte vraiment pour vous. Cette approche vous permet de vivre une vie plus intentionnelle et satisfaisante, où chaque tâche et chaque moment sont en harmonie avec vos valeurs et vos aspirations.

Planifier selon ses priorités : Outils et méthodes pour ne pas se

disperser

A travers le labyrinthe de la vie, où chaque chemin représente une tâche ou un engagement, savoir planifier selon ses priorités est comme tenir une boussole précieuse entre ses mains. Cette boussole vous guide, vous assurant que chaque pas vous rapproche de votre destination souhaitée, sans vous perdre dans les distractions ou les impasses. Permettez-moi de vous accompagner dans l'apprentissage de l'utilisation de cette boussole, en vous présentant des outils et méthodes conçus pour focaliser votre attention et énergie sur ce qui compte vraiment pour vous.

Imaginez devant vous une carte, divisée en quatre quadrants, connue sous le nom de Matrice d'Eisenhower. Cette carte vous aide à classer vos activités en fonction de leur urgence et de leur importance. Les tâches importantes et urgentes méritent votre attention immédiate, tandis que les tâches importantes mais non urgentes sont celles sur lesquelles vous devez planifier de travailler, sans précipitation. Les tâches urgentes mais non importantes peuvent souvent être déléguées, et celles qui ne sont ni urgentes ni importantes devraient être éliminées de votre liste. Utiliser cette carte vous aide à naviguer avec clarté, en concentrant vos efforts là où ils comptent le plus.

Votre compas dans ce voyage est la planification hebdomadaire. Prenez un moment chaque semaine pour tracer votre route, en décidant des tâches importantes sur lesquelles vous concentrerez. Ce rituel hebdomadaire est votre moment de réflexion, où vous pouvez ajuster votre boussole en fonction des changements de paysage et des nouvelles informations recueillies en cours de route. C'est aussi l'occasion de reconnaître les progrès réalisés et de réajuster votre parcours si nécessaire.

Pour ne pas se perdre dans le quotidien, il est essentiel de lever les yeux et d'utiliser vos jumelles pour garder en vue votre vision à long terme. Vos objectifs à long terme sont comme des étoiles qui guident votre voyage. Ils ne changent pas de position rapidement et servent de points de repère constants. En gardant ces objectifs en perspective, vous pouvez mieux décider des tâches quotidiennes et hebdomadaires qui vous rapprocheront de ces aspirations lointaines.

Sur votre chemin, portez toujours avec vous le sac à dos de la flexibilité. La vie est imprévisible, et des obstacles inattendus peuvent surgir. Avoir un plan est essentiel, mais savoir s'adapter aux changements est tout aussi important. Ce sac à dos contient votre capacité à ajuster vos plans, à accepter les retards et à trouver des détours créatifs sans perdre de vue vos objectifs finaux.

Enfin, chaussez vos souliers de la détermination. La planification et la priorisation requièrent une volonté constante de rester concentré sur vos objectifs, même lorsque le chemin devient difficile. Ces souliers vous rappellent que chaque pas, même petit, est un progrès vers votre destination.

Planifier selon ses priorités n'est pas seulement une question d'organisation ; c'est une manière de vivre intentionnellement, en choisissant activement comment et où investir votre temps et votre énergie. En utilisant ces outils et méthodes, vous pouvez naviguer dans le labyrinthe de la vie avec assurance, sachant que chaque choix vous rapproche de la réalisation de vos rêves les plus chers. Marchez avec confiance, car vous avez tout ce qu'il faut pour créer le parcours de vie que vous désirez.

Vivre en accord avec ses priorités : Alignement des actions sur les valeurs

Vivre en accord avec ses priorités et aligner ses actions sur ses valeurs est un processus qui demande une introspection profonde et un engagement constant. Cela signifie faire des choix conscients chaque jour pour s'assurer que vos actions reflètent ce qui est véritablement important pour vous. Cette démarche permet de mener une vie plus authentique et satisfaisante, où chaque décision est guidée par vos principes fondamentaux.

La première étape pour vivre en accord avec vos priorités est d'identifier clairement vos valeurs. Qu'est-ce qui est le plus important pour vous dans la vie ? Est-ce la famille, la carrière, la santé, l'éducation, ou peut-être un mélange de plusieurs éléments ? Prenez le temps de réfléchir à vos valeurs fondamentales et à la manière dont elles se manifestent dans votre vie quotidienne.

Une fois vos valeurs clairement définies, l'étape suivante consiste à établir vos priorités en fonction de ces valeurs. Cela peut impliquer de réévaluer vos engagements actuels, vos activités et même vos relations pour s'assurer qu'ils sont en harmonie avec vos principes. Il est essentiel de se rappeler que vos priorités peuvent évoluer avec le temps, et il est donc important de rester flexible et ouvert à la réévaluation.

Avec vos valeurs et priorités bien établies, la planification consciente devient cruciale. Cela signifie organiser votre temps et vos ressources de manière à privilégier les activités qui sont en alignement avec vos valeurs. Utilisez des outils de planification pour allouer du temps aux projets et aux personnes qui comptent le plus pour vous, en veillant à inclure des moments de repos et de réflexion.

Face à des choix ou des décisions, posez-vous la question de savoir si l'option envisagée est alignée avec vos valeurs et priorités. Cela peut nécessiter de dire non à certaines opportunités ou de faire des choix difficiles pour rester fidèle à ce qui compte vraiment pour vous. La prise de décision alignée est un processus qui renforce votre intégrité personnelle et votre confiance en soi.

Vivre en accord avec ses priorités est un processus dynamique qui nécessite une réflexion et un ajustement continus. Prenez régulièrement du temps pour réfléchir à votre parcours, célébrer vos réussites et identifier les domaines nécessitant des ajustements. Soyez indulgent avec vous-même et reconnaissez que l'alignement parfait est un idéal vers lequel tendre plutôt qu'une destination finale.

Aligner vos actions sur vos valeurs et vivre en accord avec vos priorités est un engagement envers vous-même qui enrichit votre existence. Cela demande du courage, de la discipline et une volonté de remettre en question le statu quo pour créer une vie qui reflète véritablement qui vous êtes et ce en quoi vous croyez. En prenant des décisions conscientes et en planifiant votre vie autour de ce qui est essentiel pour vous, vous pouvez atteindre un niveau de satisfaction et d'épanouissement profond.

JOUR 23 - L'ART DE LA PERSÉVÉRANCE

Comprendre la persévérance : Importance dans la réalisation des objectifs

Dans le récit intemporel de la quête humaine vers la réalisation de soi, la persévérance se dresse comme un phare, illuminant le chemin à travers les tempêtes et les marées incertaines de la vie. Imaginez-vous en tant que navigateur intrépide, dont le voyage est jonché d'obstacles et de défis. C'est dans ce cadre que la persévérance se révèle être votre compagne la plus fidèle, une force tranquille qui murmure à l'oreille de votre cœur de ne jamais abandonner, même lorsque les rives de vos rêves semblent lointaines.

La persévérance est telle une toile robuste tissée avec les fils de la patience, de la détermination et de la résilience. Chaque fil représente une histoire, une leçon apprise au creux des échecs et des renaissances. Pour comprendre la persévérance, il faut reconnaître sa nature intrinsèque : elle n'est pas l'absence de doute ou de peur, mais la capacité de continuer malgré eux.

Votre voyage vers la réalisation des objectifs est ponctué de saisons diverses. Il y aura des printemps d'opportunités florissantes et des étés de progrès joyeux, mais aussi des automnes de récolte où les fruits de votre labeur commencent à se manifester. Et, inévitablement, des hivers de stagnation ou de recul, où le doute s'insinue et où la lumière de l'espoir semble faiblir.

C'est dans ces hivers que la persévérance devient cruciale. Elle vous enseigne la valeur de la patience, vous rappelant que chaque saison a son rôle dans le cycle de la croissance et que le printemps revient toujours.

Pour cultiver la persévérance, il est essentiel de nourrir ses racines avec les eaux de la clarté d'intention. Savoir pourquoi vous poursuivez un objectif donne à la persévérance sa force et sa direction. C'est cette clarté qui vous permet de rester ancré lorsque les vents de l'adversité soufflent fort, vous rappelant pourquoi il est important de continuer à avancer.

La persévérance ne signifie pas s'accrocher rigoureusement à un chemin prédéfini sans tenir compte des signaux de changement. Elle est également faite de flexibilité, de la capacité à naviguer et à s'adapter. Comme un arbre qui plie sous le vent mais ne se brise pas, la persévérance flexible vous permet de trouver de nouvelles voies vers vos objectifs, même lorsque les obstacles semblent insurmontables.

Enfin, la persévérance est un miroir reflétant votre force intérieure et votre engagement envers vos rêves. Elle vous montre que, peu importe le nombre de fois où vous tombez, vous avez en vous la capacité de vous relever, d'apprendre de vos erreurs et de continuer à avancer avec une sagesse renouvelée.

La persévérance dans la réalisation des objectifs est un voyage profondément personnel et transformateur. Elle est la voix qui vous encourage dans les moments de doute, la main qui vous relève dans les échecs, et le souffle qui pousse vos voiles vers des horizons nouveaux et audacieux. En embrassant la persévérance, vous embrassez la possibilité infinie de ce que vous pouvez devenir et accomplir. Marchez donc avec confiance sur le chemin de vos rêves, armé de la persévérance, et sachez que chaque pas vous rapproche de la réalisation de votre véritable potentiel.

Cultiver la persévérance : Stratégies pour rester motivé face aux obstacles

Cultiver la persévérance est essentiel pour surmonter les obstacles et atteindre ses objectifs. La persévérance est la capacité à rester motivé et à continuer d'avancer malgré les difficultés et les échecs. Voici des stratégies concrètes pour développer cette qualité résiliente.

La première étape pour cultiver la persévérance est de fixer des objectifs clairs et réalisables. Des objectifs bien définis fournissent une direction et un sens à vos efforts. Ils doivent être spécifiques, mesurables, atteignables, pertinents et temporellement définis (SMART). Avoir une vision claire de ce que vous souhaitez accomplir vous aide à rester concentré et motivé, même lorsque vous rencontrez des obstacles.

Reconnaître et célébrer les petites victoires est crucial pour maintenir la motivation. Chaque petit succès est une preuve que vous avancez vers votre objectif. Prenez le temps d'apprécier ces moments et de réfléchir à ce qu'ils signifient pour votre parcours. Cela peut renforcer votre confiance en vous et vous encourager à continuer.

Une mentalité de croissance, l'idée que vos capacités peuvent être développées avec du temps et de l'effort, est fondamentale pour la persévérance. Face aux obstacles, voyez-les comme des opportunités d'apprendre et de grandir plutôt que comme des échecs. Cette perspective vous aide à rester engagé et à trouver des solutions créatives aux problèmes.

Avoir un réseau de soutien solide peut faire une grande différence dans votre capacité à persévérer. Entourez-vous de personnes qui croient en vous et en vos objectifs. Cherchez des mentors, des amis, ou des membres de la famille qui peuvent vous offrir des conseils, vous encourager et vous rappeler pourquoi vous avez commencé lorsque les temps sont durs.

Voir l'échec comme une partie intégrante du processus d'apprentissage est essentiel pour développer la persévérance.

Chaque échec est une occasion d'examiner ce qui n'a pas fonctionné et pourquoi. Utilisez ces informations pour ajuster votre approche et essayer à nouveau. L'échec n'est pas le contraire du succès ; c'est une étape vers le succès.

La gestion du stress et le soin de soi sont importants pour maintenir la persévérance. Des niveaux élevés de stress peuvent éroder votre motivation et réduire votre capacité à faire face aux défis. Pratiquez des activités qui réduisent le stress, comme l'exercice, la méditation, ou passer du temps sur des hobbies. Prendre soin de votre bien-être physique et mental vous aide à rester fort face aux obstacles.

Cultiver la persévérance est un processus actif qui nécessite de fixer des objectifs clairs, de célébrer les petites victoires, d'adopter une mentalité de croissance, de se constituer un réseau de soutien, d'apprendre de l'échec, et de gérer le stress. En intégrant ces stratégies dans votre vie, vous développerez la résilience nécessaire pour surmonter les obstacles et poursuivre vos objectifs avec détermination. La persévérance est la clé qui ouvre la porte au succès et à la réalisation de soi.

Célébrer les petites victoires : Reconnaissance du progrès

La reconnaissance du progrès à travers la célébration des petites victoires est une stratégie puissante pour maintenir la motivation et renforcer la confiance en soi. Cette approche consiste à identifier, reconnaître et célébrer chaque étape franchie vers l'atteinte de vos objectifs, quelle que soit sa taille. Elle joue un rôle crucial dans le maintien de l'engagement envers vos objectifs à long terme et dans la construction d'une perspective positive sur votre parcours de développement personnel.

La première étape pour célébrer les petites victoires est de les identifier. Cela nécessite une attention consciente aux progrès quotidiens que vous réalisez. Que ce soit terminer une tâche difficile, maintenir une habitude positive pendant une semaine, ou même surmonter un défi mineur, chaque succès, aussi petit soit-il, mérite d'être reconnu. Prenez le temps à la fin de chaque journée pour réfléchir à vos accomplissements et notez-les.

Reconnaître l'importance des petites victoires est essentiel pour apprécier pleinement leur valeur. Chaque petite victoire est un pas en avant dans votre parcours et contribue à votre croissance globale. En reconnaissant leur importance, vous validez vos efforts et renforcez votre motivation à poursuivre vos objectifs. Cela vous aide également à construire une mentalité résiliente, capable de voir le positif même dans les petites choses.

La célébration des petites victoires peut prendre de nombreuses formes, selon ce qui vous motive et vous inspire le plus. Cela peut être aussi simple que de prendre un moment pour vous féliciter, partager votre réussite avec des amis ou des proches, ou vous récompenser avec quelque chose qui vous fait plaisir. L'important est de marquer le moment de manière à renforcer le sentiment d'accomplissement et de satisfaction.

Partager vos succès avec d'autres peut décupler le sentiment de réalisation. Que ce soit avec des collègues, des amis ou en famille, parler de vos petites victoires crée un sentiment de communauté et de soutien. Cela peut également inspirer et motiver les autres à poursuivre leurs propres objectifs, créant ainsi un environnement positif et encourageant pour tous.

En plus de célébrer les petites victoires, utilisez-les comme une opportunité d'apprentissage. Réfléchissez à ce qui a contribué à ces succès et comment vous pouvez appliquer ces leçons à des défis futurs. Cela vous permet de développer des stratégies efficaces pour atteindre vos objectifs et de renforcer votre capacité à naviguer dans le processus de développement personnel.

La célébration des petites victoires est une composante essentielle de la reconnaissance du progrès. Elle vous permet de maintenir une perspective positive, de renforcer votre motivation et de construire une confiance en soi durable. En prenant le temps de reconnaître et de célébrer chaque étape franchie, vous créez un environnement propice à la croissance continue et à l'atteinte de vos objectifs les plus ambitieux.

JOUR 24 – L'ÉQUILIBRE VIE PROFESSIONNELLE/ VIE PERSONNELLE

Diagnostiquer son équilibre actuel : Analyse et prise de conscience

Diagnostiquer son équilibre actuel est une démarche essentielle pour quiconque souhaite améliorer sa qualité de vie et atteindre un état de bien-être optimal. Cette analyse implique une évaluation approfondie de différents aspects de votre vie, permettant ainsi d'identifier les domaines d'équilibre et de déséquilibre. Voici comment procéder à cette analyse et prise de conscience.

Commencez par évaluer les différents aspects de votre vie, tels que la santé, les relations, la carrière, l'éducation, les loisirs, et le bien-être émotionnel. Pour chaque domaine, posez-vous des questions telles que : "Suis-je satisfait de cet aspect de ma vie ?" et "Quelle quantité de temps et d'énergie y consacré-je ?". Cette réflexion initiale vous aidera à identifier où vous vous situez actuellement dans chaque domaine.

Une fois l'évaluation complète, identifiez les domaines où il existe un déséquilibre. Peut-être consacrez-vous une grande partie de votre temps et de votre énergie à votre carrière au détriment de votre santé ou de vos relations. Reconnaître ces déséquilibres est le premier pas vers la rééquilibration de votre vie.

Après avoir identifié les déséquilibres, analysez les causes sous-jacentes. Demandez-vous pourquoi certains domaines de votre vie sont négligés ou pourquoi d'autres occupent une place disproportionnée. Cette analyse peut révéler des priorités mal alignées, des contraintes de temps, ou des pressions externes influençant vos choix et comportements.

Sur la base de cette analyse, définissez clairement vos priorités. Décidez quels aspects de votre vie vous souhaitez améliorer et quels changements sont nécessaires pour rétablir l'équilibre. La définition de priorités claires est cruciale pour orienter vos actions futures et pour allouer efficacement votre temps et vos ressources.

Avec vos priorités en tête, planifiez des actions correctives. Cela peut impliquer de réajuster votre emploi du temps, de déléguer certaines tâches, ou d'adopter de nouvelles habitudes favorisant un meilleur équilibre. Établissez un plan d'action réaliste et commencez par de petits changements pour progressivement rééquilibrer votre vie.

Enfin, mettez en place un système de suivi pour évaluer vos progrès. Réévaluez régulièrement votre équilibre et ajustez votre plan d'action en conséquence. La vie étant dynamique, votre équilibre sera constamment mis au défi. Un suivi régulier vous permet de rester conscient de votre état d'équilibre et de prendre des mesures proactives pour le maintenir.

Diagnostiquer son équilibre actuel est un processus continu de réflexion, d'évaluation et d'ajustement. En prenant le temps de comprendre où vous en êtes et où vous souhaitez aller, vous pouvez prendre des mesures concrètes pour créer une vie plus équilibrée et satisfaisante. Cela nécessite honnêteté, engagement et flexibilité, mais les bénéfices en termes de bien-être et de satisfaction personnelle sont inestimables.

Stratégies pour un meilleur équilibre : Techniques pour séparer et harmoniser les deux sphères

Pour atteindre un meilleur équilibre dans la vie, il est essentiel d'adopter des stratégies efficaces qui permettent de séparer et d'harmoniser les sphères professionnelles et personnelles. Cette démarche vise à optimiser la gestion du temps et des ressources, tout en préservant la qualité de vie. Voici des techniques concrètes pour y parvenir.

L'une des premières étapes pour séparer les sphères professionnelles et personnelles consiste à délimiter clairement les espaces physiques dédiés à chaque activité. Si vous travaillez à domicile, par exemple, aménagez un espace de travail distinct de votre espace de vie. Cette séparation physique aide à créer une frontière mentale entre le travail et la détente, facilitant la transition entre les deux modes.

La planification rigoureuse de votre emploi du temps est cruciale. Utilisez un agenda ou une application de gestion du temps pour allouer des blocs horaires spécifiques à vos activités professionnelles et personnelles. Veillez à inclure des périodes de repos et des activités de loisir pour prévenir l'épuisement professionnel. La clé est de respecter ces plages horaires autant que possible pour maintenir un équilibre sain.

Établir des limites claires avec votre entourage professionnel et personnel est essentiel. Cela peut signifier communiquer vos heures de travail à votre famille et amis pour éviter les interruptions, ou informer vos collègues et supérieurs de vos moments de déconnexion. Apprendre à dire non à des demandes qui empiètent sur votre temps personnel est également important pour préserver votre équilibre.

Apprenez à prioriser vos tâches en fonction de leur importance et de leur urgence. Cela implique d'évaluer régulièrement vos activités pour déterminer celles qui contribuent réellement à vos objectifs à long terme. Concentrez-vous sur les tâches qui ont un impact significatif, et envisagez de déléguer ou d'éliminer les activités moins prioritaires.

Intégrer des techniques de détente et de bien-être dans votre routine quotidienne peut aider à harmoniser les sphères de votre vie. Pratiques de méditation, exercices de respiration, yoga, ou toute autre activité favorisant la relaxation peuvent servir de transition entre le travail et les moments personnels, aidant à réduire le stress et à améliorer la qualité de vie.

Enfin, il est important d'évaluer régulièrement votre équilibre entre vie professionnelle et vie personnelle. Soyez attentif aux signes de déséquilibre, comme le stress accru, la fatigue ou le manque de satisfaction dans l'un ou l'autre domaine. N'hésitez pas à ajuster votre approche et à expérimenter de nouvelles stratégies pour trouver ce qui fonctionne le mieux pour vous.

Atteindre un meilleur équilibre entre les sphères professionnelles et personnelles requiert une approche proactive et des ajustements continus. En adoptant ces stratégies, vous pouvez créer un cadre de vie qui favorise à la fois la productivité et le bien-être, permettant ainsi une existence plus équilibrée et épanouissante.

Maintenir l'équilibre : Astuces pour une routine durable

Maintenir un équilibre durable entre les différentes sphères de la vie est un défi constant, surtout dans un monde où les sollicitations sont omniprésentes. Pour y parvenir, il est essentiel d'adopter une routine qui respecte à la fois vos engagements professionnels et vos besoins personnels. Voici des astuces pratiques pour établir et maintenir une routine durable qui favorise l'équilibre.

Commencez par définir une routine quotidienne qui intègre des moments dédiés au travail, aux loisirs, à la famille et au repos. La régularité de cette routine aide à instaurer des habitudes saines et à réduire le stress lié à l'imprévu. Assurez-vous que cette routine soit réaliste et flexible, capable de s'adapter aux imprévus sans pour autant compromettre votre équilibre.

Apprenez à prioriser vos activités en fonction de leur importance et de leur contribution à vos objectifs à long terme. Cela implique souvent de faire des choix difficiles et de délaisser certaines tâches moins essentielles. Utilisez des outils de gestion du temps, comme des listes de tâches ou des agendas électroniques, pour vous aider à organiser et à hiérarchiser vos engagements.

Les périodes de repos sont cruciales pour prévenir l'épuisement et maintenir un haut niveau de performance. Veillez à intégrer des pauses régulières dans votre journée et à respecter des périodes de détente plus longues, comme les week-ends ou les vacances. Ces moments de repos sont essentiels pour recharger vos batteries et vous permettent de revenir à vos activités avec un nouvel élan.

L'auto-réflexion est un outil puissant pour maintenir l'équilibre. Prenez régulièrement du temps pour évaluer votre niveau de satisfaction dans les différents domaines de votre vie et pour réfléchir aux ajustements nécessaires. Cette pratique vous aide à rester aligné avec vos valeurs et à faire des choix qui soutiennent votre bien-être global.

L'exercice physique régulier et une alimentation saine sont des composantes essentielles d'une routine équilibrée. L'activité physique contribue à réduire le stress et à améliorer la santé mentale, tandis qu'une alimentation équilibrée fournit l'énergie nécessaire pour faire face aux exigences quotidiennes. Intégrez ces éléments de manière cohérente dans votre routine pour soutenir votre équilibre physique et mental.

Ne sous-estimez pas l'importance du soutien social dans le maintien de l'équilibre. Communiquez ouvertement avec votre entourage sur vos besoins et vos limites. Le soutien de la famille, des amis et des collègues peut vous fournir une aide précieuse dans les moments difficiles et contribuer à alléger votre charge.

Maintenir un équilibre durable dans la vie nécessite une

approche intentionnelle et des ajustements continus. En établissant une routine quotidienne qui respecte vos besoins et priorités, en intégrant des périodes de repos, en pratiquant l'auto-réflexion, en maintenant une bonne santé physique et en cherchant le soutien social, vous pouvez créer une fondation solide pour une vie équilibrée et épanouissante.

JOUR 25 - L'IMPORTANCE DU REPOS

Reconnaître le besoin de repos : Signes de surmenage et d'épuisement

Reconnaître le besoin de repos est crucial pour prévenir le surmenage et l'épuisement, deux états qui peuvent avoir des conséquences néfastes sur la santé physique et mentale. Il est important de savoir identifier les signes précurseurs de ces conditions pour pouvoir agir en conséquence et maintenir un équilibre sain dans sa vie.

Le surmenage se manifeste souvent par des signes physiques distincts. Parmi eux, on peut noter une fatigue persistante malgré le repos, des maux de tête fréquents, des troubles du sommeil comme l'insomnie ou une somnolence excessive, et des tensions musculaires, particulièrement dans le cou et les épaules. Des problèmes digestifs peuvent également survenir, reflétant le stress physique subi par l'organisme.

Sur le plan émotionnel et mental, l'épuisement se caractérise par une diminution de la motivation et de l'enthousiasme pour des activités auparavant sources de plaisir. Une sensation de découragement ou de désespoir peut s'installer, accompagnée d'irritabilité ou de fluctuations d'humeur. La capacité de concentration et la mémoire peuvent également être affectées, rendant les tâches quotidiennes plus difficiles à accomplir.

Le surmenage et l'épuisement ne se limitent pas à des symptômes physiques et émotionnels ; ils affectent également la performance au travail et dans les activités personnelles. Une baisse notable de la productivité, des erreurs fréquentes et une incapacité à respecter les délais sont des signes courants. De plus, ces états peuvent nuire aux relations personnelles et professionnelles, du fait d'une patience réduite et d'une tendance à l'isolement.

Pour prévenir le surmenage et l'épuisement, il est essentiel d'adopter des stratégies proactives. Cela inclut la mise en place de limites claires entre le travail et la vie personnelle, l'assurance de prendre des pauses régulières durant la journée et la planification de périodes de détente et de loisirs. L'exercice physique régulier et une alimentation équilibrée contribuent également à renforcer la résilience face au stress.

Lorsque les signes de surmenage ou d'épuisement apparaissent, il est important de les reconnaître et de prendre des mesures immédiates pour y remédier. Cela peut impliquer de revoir ses engagements et de déléguer certaines tâches, de prendre des jours de repos, ou de consulter un professionnel de santé si les symptômes persistent.

Reconnaître le besoin de repos est une compétence essentielle pour toute personne souhaitant maintenir une bonne santé et un équilibre dans sa vie. En étant attentif aux signes de surmenage et d'épuisement et en prenant des mesures préventives, il est possible de préserver son bien-être et de continuer à être productif et épanoui dans ses activités.

Techniques de relaxation : Méthodes pour une détente profonde

Les techniques de relaxation sont des outils précieux pour

atteindre une détente profonde et combattre le stress quotidien. Elles contribuent à améliorer la santé mentale et physique, favorisant un état de bien-être général. Voici une exploration des méthodes efficaces pour une relaxation profonde.

La respiration profonde est une technique de relaxation fondamentale qui peut être pratiquée presque partout et à tout moment. Elle consiste à prendre de longues inspirations lentes par le nez, à retenir brièvement sa respiration, puis à expirer lentement par la bouche. Cette méthode aide à réduire la tension et le stress en augmentant l'apport d'oxygène dans le corps et en favorisant un état de calme.

La méditation est une pratique qui encourage la concentration et la pleine conscience. Elle peut prendre diverses formes, telles que la méditation guidée, la méditation sur la pleine conscience ou la méditation transcendantale. En se concentrant sur le moment présent, en observant sans jugement ses pensées et sensations, on peut atteindre un état de détente profonde et de paix intérieure.

Le yoga combine des postures physiques, des techniques de respiration et de méditation pour améliorer la flexibilité, réduire le stress et favoriser la relaxation. Les différentes postures de yoga permettent de libérer les tensions accumulées dans le corps, tandis que les exercices de respiration aident à calmer l'esprit.

La relaxation musculaire progressive est une technique qui implique de tendre puis de relâcher successivement différents groupes musculaires dans le corps. Cette méthode permet de prendre conscience des sensations de tension et de relaxation, aidant ainsi à détendre le corps de manière systématique et profonde.

La visualisation, ou imagerie guidée, est une technique de relaxation qui consiste à imaginer un lieu ou une situation qui évoque la paix et la sérénité. En se concentrant sur des images mentales apaisantes, on peut induire un état de relaxation profonde, réduisant ainsi le stress et l'anxiété.

Prendre un bain chaud est une méthode simple mais

efficace pour détendre le corps et l'esprit. L'ajout de sels d'Epsom ou d'huiles essentielles peut augmenter l'effet relaxant. L'hydrothérapie, qui comprend des douches à contraste de température ou l'utilisation de spas, peut également contribuer à la relaxation musculaire et à la réduction du stress.

L'écoute de musique douce ou de sons de la nature peut avoir un effet calmant sur l'esprit. La musique a le pouvoir de détourner l'attention des pensées stressantes et d'induire un état de relaxation. Choisir des mélodies lentes et harmonieuses est recommandé pour maximiser les bénéfices de cette technique.

Adopter une ou plusieurs de ces techniques de relaxation peut grandement contribuer à améliorer votre qualité de vie en réduisant le stress et en favorisant une détente profonde. La clé est de pratiquer régulièrement et de trouver les méthodes qui vous conviennent le mieux, permettant ainsi d'atteindre un état de bien-être durable.

Planifier des périodes de repos : Importance des pauses régulières

L'art de planifier des périodes de repos se révèle être une partition essentielle, souvent négligée. Imaginez que votre existence est une œuvre musicale complexe, où les notes rapides et les crescendos représentent votre activité incessante. Dans cette composition, les pauses, ces moments de silence entre les notes, sont tout aussi cruciales pour la beauté de l'ensemble. Laissez-moi vous guider à travers la mélodie de votre quotidien, soulignant l'importance de ces pauses régulières pour l'harmonie de votre être.

Avant même de débuter une nouvelle journée, accordez-vous un moment pour anticiper les pauses qui ponctueront votre partition. Comme un chef d'orchestre planifie les moments de silence pour en accentuer l'impact, intégrez consciemment des périodes de repos dans votre agenda. Ces pauses sont les respirations de votre journée, essentielles pour maintenir un rythme soutenable et pour prévenir l'épuisement.

Dans le déroulement de votre symphonie quotidienne, chaque tâche, chaque projet, chaque interaction est une note jouée avec passion. Cependant, les intervalles de quiétude entre ces notes sont tout aussi importants. Planifiez de courtes pauses toutes les heures, de simples moments pour fermer les yeux, respirer profondément, ou simplement pour vous lever et vous étirer. Ces courts intermèdes permettent à votre esprit et à votre corps de se régénérer, améliorant votre performance et votre bien-être global.

Au-delà des courtes pauses, votre symphonie nécessite également des mouvements plus lents, des périodes dédiées aux loisirs et à la détente. Que ce soit un après-midi par semaine, un week-end par mois, ou des vacances planifiées tout au long de l'année, ces moments sont cruciaux. Ils vous permettent de vous éloigner de la partition de votre travail et de vos responsabilités, vous offrant l'espace pour vous reconnecter avec vous-même, avec vos proches, et avec vos passions.

Le sommeil est la cadence finale de chaque journée, un repos ininterrompu qui prépare le terrain pour les mouvements à venir. Honorez cette nécessité en établissant une routine nocturne qui favorise un sommeil réparateur. Éteignez les écrans bien avant de vous coucher, créez un environnement propice au repos, et respectez des horaires de sommeil réguliers. Le sommeil n'est pas une pause optionnelle, mais une fondation sur laquelle repose la santé de votre esprit et de votre corps.

En intégrant consciemment des périodes de repos dans la composition de votre vie, vous créez une œuvre d'une beauté et d'une profondeur inégalées. Ces pauses régulières vous permettent de maintenir un équilibre, d'éviter l'épuisement et de vivre chaque jour avec plus de présence et de joie.

Planifier des périodes de repos n'est pas simplement une stratégie pour augmenter votre productivité ; c'est une célébration de la vie dans toute sa richesse. Comme dans une symphonie, où le silence entre les notes donne sens à la musique, les pauses dans votre vie enrichissent votre expérience du monde. Embrassez ces moments de repos avec gratitude, car ils sont les véritables clés de l'harmonie et du bien-être durable.

JOUR 26 – L'APPRENTISSAGE CONTINU

Adopter une mentalité d'apprentissage continu : Curiosité et ouverture d'esprit

Adopter une mentalité d'apprentissage continu est essentiel dans un monde en constante évolution. Cette approche de la vie repose sur la curiosité et l'ouverture d'esprit, deux qualités qui permettent de rester engagé dans un processus d'apprentissage tout au long de la vie. Voici comment cultiver et maintenir cette mentalité.

La curiosité est le moteur de l'apprentissage continu. Elle pousse à poser des questions, à explorer de nouveaux domaines et à chercher à comprendre le monde autour de soi. Pour cultiver la curiosité, commencez par vous autoriser à être fasciné par les choses simples de la vie quotidienne. Posez des questions, même sur des sujets que vous pensez connaître. Recherchez activement des informations et des expériences nouvelles. La curiosité vous mènera à des découvertes inattendues et enrichissantes.

L'ouverture d'esprit est complémentaire à la curiosité. Elle implique d'être réceptif à de nouvelles idées, opinions et perspectives, même si elles diffèrent des vôtres. Pour développer l'ouverture d'esprit, exposez-vous à diverses sources d'information et à des points de vue différents. Engagez des discussions avec des personnes qui ont des expériences de vie variées. L'ouverture d'esprit favorise l'empathie et la compréhension, des qualités essentielles pour un apprentissage profond et significatif.

Définir des objectifs d'apprentissage clairs peut vous aider à rester concentré et motivé. Identifiez des domaines de connaissance ou des compétences que vous souhaitez développer et établissez des plans d'action pour les atteindre. Ces objectifs peuvent être à court ou à long terme et doivent être révisés régulièrement pour refléter vos intérêts et vos progrès.

Les opportunités d'apprentissage sont partout, à condition de savoir les reconnaître. Assistez à des conférences, inscrivez-vous à des cours en ligne, lisez des livres ou participez à des ateliers. Chaque expérience est une occasion d'apprendre quelque chose de nouveau. Soyez également attentif aux leçons que la vie quotidienne peut vous enseigner. L'apprentissage ne se limite pas aux salles de classe ou aux livres.

L'échec est une composante inévitable du processus d'apprentissage. Plutôt que de le craindre, apprenez à l'accepter comme une opportunité de croissance. Analysez vos échecs pour comprendre ce qui n'a pas fonctionné et comment vous pouvez vous améliorer. Cette approche résiliente transforme les obstacles en étapes vers la réussite.

La réflexion est un outil puissant pour consolider l'apprentissage. Prenez le temps de réfléchir à ce que vous avez appris, comment cela s'applique à votre vie et ce que vous pouvez faire différemment à l'avenir. La réflexion favorise l'intégration des nouvelles connaissances et la prise de conscience de soi.

Adopter une mentalité d'apprentissage continu enrichit la vie de manière inestimable. En cultivant la curiosité et l'ouverture d'esprit, en se fixant des objectifs d'apprentissage, en cherchant activement des opportunités d'apprentissage, en acceptant l'échec et en pratiquant la réflexion, vous pouvez rester engagé dans un processus d'apprentissage tout au long de la vie.

Cette approche ne seulement améliore vos connaissances et compétences, mais elle ouvre également la porte à une vie plus épanouie et enrichissante.

Stratégies pour l'apprentissage : Méthodes et ressources

Pour optimiser l'apprentissage et faciliter l'acquisition de nouvelles connaissances et compétences, il est essentiel d'adopter des stratégies d'apprentissage efficaces. Ces méthodes et ressources sont conçues pour répondre aux différents styles d'apprentissage des individus, maximisant ainsi leur potentiel d'absorption et de rétention de l'information. Voici un aperçu des stratégies d'apprentissage les plus efficaces.

L'apprentissage actif implique une participation directe dans le processus d'apprentissage, favorisant une meilleure compréhension et rétention des informations. Cela peut inclure des discussions en groupe, des projets pratiques, ou l'enseignement des concepts appris à d'autres personnes. Cette approche encourage la réflexion critique et l'application pratique des connaissances.

La répartition de l'étude sur plusieurs sessions, plutôt que de tenter de tout apprendre en une seule fois, est une méthode plus efficace pour retenir l'information à long terme. Cette technique, connue sous le nom d'apprentissage espacé, permet au cerveau de consolider les connaissances entre les sessions d'étude, améliorant ainsi la mémoire et la compréhension.

S'appuyer sur une variété de ressources éducatives peut enrichir l'expérience d'apprentissage et s'adapter à différents styles d'apprentissage. Les livres, articles, vidéos, podcasts, et cours en ligne offrent une gamme étendue de perspectives et de méthodes pour explorer un sujet. Varier les sources d'information peut également aider à maintenir l'engagement et l'intérêt pour le sujet étudié.

Expliquer un concept à quelqu'un d'autre est une manière puissante de renforcer votre propre compréhension. Cette stratégie, souvent appelée "l'effet protégé", implique d'enseigner les matériaux appris à une autre personne, ce qui vous oblige à organiser vos pensées, à clarifier vos idées et à identifier les lacunes dans votre propre compréhension.

Des techniques de mémorisation telles que la répétition, l'utilisation de mnémoniques, ou la création de cartes mentales peuvent faciliter la rétention d'informations. Ces outils aident à structurer l'information de manière plus mémorable, rendant le rappel plus facile et plus rapide.

Se fixer des objectifs d'apprentissage clairs et mesurables peut fournir une direction et un sens à l'effort d'apprentissage. L'auto-évaluation régulière de vos progrès par rapport à ces objectifs peut également vous aider à ajuster vos méthodes d'étude et à rester motivé tout au long du processus d'apprentissage.

Adopter une combinaison de ces stratégies d'apprentissage peut considérablement améliorer l'efficacité de l'apprentissage, en facilitant l'acquisition de nouvelles connaissances et compétences. En reconnaissant et en exploitant les ressources disponibles, et en s'engageant activement dans le processus d'apprentissage, il est possible d'atteindre des niveaux élevés de réussite académique et professionnelle.

Appliquer l'apprentissage au développement personnel : Intégration des connaissances nouvelles

L'intégration des connaissances nouvelles dans le cadre du développement personnel est un processus qui permet de transformer l'information acquise en compétences et en sagesse applicables dans la vie quotidienne. Cette démarche nécessite une approche méthodique et réfléchie pour s'assurer que l'apprentissage ne reste pas théorique mais devienne un outil efficace pour le progrès personnel.

Après l'acquisition de nouvelles connaissances, prenez le temps de réfléchir sur ce que vous avez appris. Comment ces informations se connectent-elles à vos expériences passées, à vos connaissances actuelles, et à vos objectifs futurs ? Cette étape de réflexion aide à créer des liens entre l'apprentissage et votre vie, facilitant ainsi l'intégration.

L'application pratique est le cœur de l'intégration des connaissances. Identifiez des opportunités dans votre vie quotidienne où vous pouvez appliquer ce que vous avez appris. Cela peut être dans un contexte professionnel, dans la gestion de vos relations personnelles, ou même dans le développement de nouvelles habitudes. L'application pratique renforce l'apprentissage et en démontre la valeur.

Partager vos connaissances avec d'autres est une manière puissante de renforcer votre propre compréhension et d'intégrer pleinement l'apprentissage. En enseignant, vous êtes obligé de structurer vos pensées, de clarifier les concepts et de répondre aux questions, ce qui approfondit votre compréhension et solidifie l'intégration des connaissances.

Tenir un journal de vos expériences d'apprentissage et de leur application peut être un outil précieux pour l'intégration. Notez ce que vous avez appris, comment vous avez appliqué ces connaissances, et les résultats obtenus. Cette pratique permet une évaluation continue de votre parcours d'apprentissage et facilite l'ajustement de vos stratégies d'intégration.

Rechercher des retours sur l'application de vos nouvelles connaissances peut fournir des insights précieux pour votre développement personnel. Que ce soit à travers des feedbacks professionnels, des discussions avec des pairs, ou une auto-évaluation, ces retours peuvent vous aider à ajuster votre application des connaissances pour une intégration plus efficace.

L'intégration des connaissances nouvelles dans le développement personnel est un processus continu. La répétition et la consolidation de ce que vous avez appris à travers des applications répétées et variées sont essentielles pour ancrer les connaissances dans votre pratique quotidienne. Cela implique de revisiter régulièrement les concepts appris et de les appliquer dans de nouveaux contextes.

L'intégration des connaissances nouvelles est un élément clé du développement personnel, transformant l'apprentissage en action et en progrès. En adoptant une approche active et réfléchie, en appliquant pratiquement les connaissances, en partageant avec d'autres, et en s'engageant dans un cycle continu de feedback et d'ajustement, vous pouvez maximiser l'impact de votre apprentissage sur votre vie personnelle et professionnelle. Ce processus enrichit non seulement votre propre expérience mais contribue également à votre croissance et épanouissement continus.

JOUR 27 - LA SANTÉ PHYSIQUE

L'impact de l'exercice sur la maîtrise de soi : Discipline et endorphines

L'impact de l'exercice sur la maîtrise de soi est significatif, influençant à la fois la discipline personnelle et le bien-être mental grâce à la libération d'endorphines. L'exercice physique régulier joue un rôle crucial dans le développement et le maintien de la maîtrise de soi, offrant des avantages qui vont au-delà de la simple amélioration de la condition physique.

L'engagement dans une routine d'exercice régulière nécessite et renforce la discipline personnelle. La nécessité de planifier et de s'engager dans des séances d'entraînement, même lorsque l'on n'en a pas envie, développe une habitude de persévérance et de résilience. Cette discipline acquise dans le contexte de l'exercice peut se transférer à d'autres domaines de la vie, améliorant ainsi la capacité à gérer les tentations et à rester concentré sur les objectifs à long terme.

L'exercice physique stimule la production d'endorphines, souvent appelées hormones du bonheur. Ces neurotransmetteurs naturels ont un effet analgésique et génèrent une sensation de bien-être. La libération d'endorphines pendant et après l'exercice peut améliorer l'humeur, réduire le stress et l'anxiété, et augmenter la sensation de satisfaction.

Ce bien-être accru contribue à une meilleure régulation émotionnelle, un composant clé de la maîtrise de soi.

L'exercice régulier a un impact positif sur la santé mentale, réduisant les symptômes de dépression et d'anxiété. En améliorant la santé mentale, l'exercice renforce la capacité à gérer le stress et les émotions négatives, des facteurs qui peuvent autrement éroder la maîtrise de soi. Une meilleure santé mentale favorise une perspective positive, augmentant la motivation et l'énergie pour s'engager dans des activités productives et pour résister aux impulsions contre-productives. L'activité physique régulière augmente les niveaux d'énergie et améliore la concentration et la clarté mentale. Ces effets peuvent améliorer la performance dans les tâches quotidiennes et professionnelles, facilitant la prise de décisions réfléchies et la gestion efficace du temps. Une énergie accrue et une meilleure concentration sont des atouts pour la maîtrise de soi, permettant une plus grande discipline dans la poursuite des objectifs personnels et professionnels.

L'exercice physique est un outil puissant pour améliorer la maîtrise de soi. En renforçant la discipline personnelle, en stimulant la libération d'endorphines, en améliorant la santé mentale, et en augmentant l'énergie et la concentration, l'exercice contribue à une meilleure régulation de soi. Ces effets combinés soutiennent non seulement le bien-être physique, mais aussi le développement personnel et professionnel, soulignant l'importance de l'exercice régulier dans la construction d'une vie équilibrée et épanouissante.

Nutrition et bien-être : Alimentation équilibrée et hydratation

Dans le cadre de notre exploration du développement personnel et de la maîtrise de soi, l'importance d'une alimentation équilibrée et d'une bonne hydratation ne peut être sous-estimée. Ces éléments jouent un rôle crucial dans notre capacité à fonctionner au meilleur de nos capacités, tant physiquement que mentalement. Abordons de manière directe comment une nutrition adéquate et une hydratation suffisante peuvent devenir les fondations sur lesquelles repose notre bien-être global.

L'alimentation équilibrée est la pierre angulaire d'une vie saine. Elle implique la consommation variée de tous les groupes alimentaires : fruits, légumes, protéines, grains entiers, et produits laitiers, ou leurs alternatives. Chaque groupe apporte des nutriments spécifiques essentiels au bon fonctionnement de notre organisme. Les fruits et légumes, par exemple, sont riches en vitamines, minéraux et fibres, qui soutiennent le système immunitaire, améliorent la digestion et peuvent réduire le risque de nombreuses maladies chroniques. Les protéines, qu'elles soient d'origine animale ou végétale, sont cruciales pour la réparation et la construction des tissus corporels, ainsi que pour la production d'enzymes et d'hormones.

L'hydratation, quant à elle, est tout aussi importante. L'eau est impliquée dans presque toutes les fonctions corporelles, y compris la régulation de la température, le transport des nutriments et l'élimination des déchets. Boire suffisamment d'eau tout au long de la journée est essentiel pour maintenir ces fonctions à un niveau optimal. La déshydratation, même légère, peut entraîner de la fatigue, des maux de tête, une diminution de la concentration et une baisse de performance physique.

Pour intégrer efficacement ces principes dans votre vie, commencez par évaluer votre alimentation actuelle et identifiez les domaines à améliorer. Peut-être que vous ne consommez pas assez de légumes, ou peut-être que votre apport en protéines est insuffisant. Ensuite, établissez des objectifs réalistes pour incorporer plus de ces aliments dans vos repas quotidiens. Cela pourrait signifier ajouter une portion de légumes à chaque repas ou choisir des sources de protéines maigres.

En ce qui concerne l'hydratation, fixez-vous comme objectif de boire un certain nombre de verres d'eau par jour. Garder une bouteille d'eau à portée de main peut vous aider à atteindre cet objectif. Écoutez votre corps ; la soif est un signal tardif de déshydratation. Boire régulièrement tout au long de la journée est une stratégie plus efficace pour maintenir une hydratation adéquate.

Enfin, soyez conscient de l'impact de votre alimentation et de votre hydratation sur votre bien-être mental. Une alimentation déséquilibrée peut affecter votre humeur et votre énergie, tandis qu'une bonne hydratation a été liée à une meilleure clarté d'esprit.

Adopter une alimentation équilibrée et maintenir une bonne hydratation sont des stratégies fondamentales pour améliorer votre bien-être physique et mental. Ces habitudes alimentaires saines soutiennent votre parcours vers la maîtrise de soi, en vous fournissant l'énergie et la clarté nécessaires pour poursuivre vos objectifs de développement personnel.

Importance du sommeil : Rôle dans la récupération et la performance

Le sommeil joue un rôle fondamental dans notre bien-être global, agissant comme un pilier central dans le processus de récupération physique et mentale, ainsi que dans l'optimisation de notre performance quotidienne. Cette section explore de manière approfondie l'importance du sommeil, soulignant son impact sur la santé, la récupération et la performance.

Chaque nuit, lorsque nous plongeons dans le sommeil, notre corps entreprend un processus de réparation et de régénération. Durant les phases de sommeil profond, la production d'hormones de croissance s'intensifie, facilitant la réparation des tissus musculaires et la régénération cellulaire. Cette période est cruciale pour les athlètes ou toute personne engagée dans une activité physique régulière, car elle permet au corps de se remettre des efforts de la journée et de prévenir les blessures.

Le sommeil influence également notre bien-être mental et émotionnel. Pendant le sommeil, le cerveau traite et consolide les souvenirs de la journée, un processus essentiel pour l'apprentissage et la mémorisation. Une bonne nuit de sommeil améliore la concentration, la prise de décision et la créativité, tandis qu'un sommeil insuffisant peut entraîner une baisse de l'attention, une diminution des capacités cognitives et une augmentation du stress et de l'anxiété.

La qualité et la quantité de sommeil ont un impact direct sur notre performance quotidienne. Le manque de sommeil peut réduire significativement notre efficacité dans les tâches professionnelles, académiques ou personnelles, limitant notre capacité à résoudre des problèmes, à gérer les émotions et à interagir socialement de manière efficace. À l'inverse, un sommeil suffisant et réparateur peut améliorer notre productivité, notre énergie et notre humeur tout au long de la journée.

Pour maximiser les bienfaits du sommeil sur la récupération et la performance, il est essentiel d'adopter de bonnes habitudes de sommeil. Cela inclut la création d'un environnement propice au repos, comme une chambre sombre, calme et à une température agréable. Établir une routine régulière, en se couchant et en se levant à des heures fixes, peut également aider à réguler le cycle veille-sommeil. Éviter les écrans, la caféine et les repas lourds avant le coucher peut contribuer à une meilleure qualité de sommeil.

Le sommeil est un élément non négociable de notre santé et de notre bien-être, essentiel à la récupération physique et mentale ainsi qu'à l'optimisation de notre performance. En reconnaissant son importance et en prenant des mesures pour améliorer la qualité de notre sommeil, nous pouvons profiter pleinement de ses nombreux bienfaits, nous permettant de vivre une vie plus équilibrée, productive et épanouissante.

JOUR 28 - LA PRISE DE DÉCISION

Processus de prise de décision : Clarifier, évaluer, agir

Le processus de prise de décision est un élément fondamental dans la gestion efficace des situations personnelles et professionnelles. Il implique plusieurs étapes clés : clarifier la situation nécessitant une décision, évaluer les options disponibles, et finalement agir en choisissant la meilleure option. Ce processus systématique aide à prendre des décisions réfléchies et à minimiser les risques d'erreurs.

La première étape du processus de prise de décision consiste à clarifier la situation ou le problème nécessitant une décision. Cela implique de définir clairement les objectifs à atteindre et d'identifier les contraintes et les facteurs influençant la décision. Une compréhension approfondie du contexte et des enjeux permet de cerner précisément ce qui doit être résolu ou atteint. Cette étape peut nécessiter la collecte d'informations supplémentaires pour bien comprendre toutes les dimensions du problème.

Une fois la situation clarifiée, l'étape suivante consiste à évaluer les différentes options disponibles pour y répondre. Cette évaluation implique de considérer les avantages et les inconvénients de chaque option, ainsi que les conséquences potentielles à court et à long terme. Il est également important de prendre en compte les ressources nécessaires (temps, argent, effort) pour chaque option et de les comparer à celles dont vous disposez. L'évaluation peut bénéficier d'une approche méthodique, telle que l'utilisation de grilles d'analyse décisionnelle ou de techniques de pondération pour objectiver le choix.

Après avoir évalué les options, l'étape finale est de prendre une décision et d'agir. Choisir la meilleure option en fonction de l'évaluation précédente et des objectifs définis est crucial. Une fois la décision prise, il est important de planifier et d'exécuter les actions nécessaires pour la mettre en œuvre. Cela peut impliquer de définir des étapes spécifiques, d'allouer des ressources et de déterminer un calendrier pour l'exécution.

Bien que non mentionnée comme une étape principale, la réflexion post-décision est un élément important du processus. Après l'implémentation de la décision, évaluer les résultats par rapport aux attentes initiales permet d'apprendre de l'expérience et d'affiner les compétences décisionnelles pour les situations futures. Cette réflexion peut révéler des ajustements nécessaires ou des améliorations pour les décisions futures. Le processus de prise de décision, structuré autour des étapes de clarification, d'évaluation et d'action, est essentiel pour naviguer efficacement dans les complexités de la vie quotidienne et professionnelle. En adoptant une approche systématique et réfléchie, il est possible de prendre des décisions éclairées qui sont alignées avec les objectifs personnels et professionnels, tout en minimisant les risques d'erreurs et d'échecs.

Améliorer les compétences décisionnelles : Exercices et techniques

Améliorer les compétences décisionnelles est essentiel pour naviguer efficacement dans les complexités de la vie personnelle et professionnelle. Le développement de ces compétences peut être facilité par des exercices et des techniques spécifiques, conçus pour renforcer la capacité à prendre des décisions judicieuses et réfléchies. Voici des méthodes pratiques pour affiner votre processus décisionnel.

L'analyse de scénarios est un exercice qui consiste à envisager différentes issues possibles pour une situation donnée. Cela implique de créer plusieurs scénarios basés sur des choix différents et d'évaluer les conséquences potentielles de chacun. Cet exercice aide à visualiser les effets à court et à long terme des décisions, améliorant ainsi la capacité à anticiper les résultats et à choisir l'option la plus avantageuse.

Tenir un journal de décision est une technique efficace pour développer la conscience de votre processus décisionnel. Notez les décisions importantes que vous prenez, les raisons derrière ces choix, et les résultats obtenus. Revoir régulièrement ce journal peut révéler des modèles dans votre prise de décision, vous aidant à identifier les forces et les faiblesses de votre approche.

Les jeux de rôle, où vous vous mettez dans la peau d'une autre personne devant prendre une décision, peuvent élargir votre perspective et améliorer votre empathie. Cette technique vous oblige à considérer des facteurs et des conséquences que vous n'auriez peut-être pas pris en compte autrement, enrichissant ainsi votre processus décisionnel.

La pensée critique est fondamentale pour une prise de décision efficace. Des exercices comme l'analyse critique d'articles, la résolution de problèmes complexes ou le débat sur des sujets controversés peuvent aiguiser votre capacité à évaluer les informations de manière objective, à identifier les biais et à formuler des arguments logiques.

La simulation de décision, qui implique la création d'un environnement ou d'une situation où vous devez prendre des décisions sous pression, peut être particulièrement utile. Cela peut inclure des jeux stratégiques, des simulations d'entreprise, ou même des scénarios de simulation dans des environnements contrôlés. Ces expériences renforcent la capacité à prendre des décisions rapidement et sous stress.

La méditation et la pratique de la pleine conscience peuvent améliorer la prise de décision en réduisant le stress et en augmentant la concentration. Ces techniques aident à clarifier l'esprit, permettant une réflexion plus profonde et une meilleure focalisation sur les aspects cruciaux d'une décision.

Améliorer les compétences décisionnelles est un processus continu qui bénéficie de l'application régulière d'exercices et de techniques spécifiques.

En engageant activement dans des pratiques telles que l'analyse de scénarios, la tenue d'un journal de décision, les jeux de rôle, l'entraînement à la pensée critique, les simulations de décision, et la méditation, vous pouvez affiner votre capacité à prendre des décisions réfléchies et éclairées. Ces compétences améliorées auront un impact positif sur tous les aspects de votre vie, vous permettant de naviguer avec assurance dans un monde en constante évolution.

Vivre avec ses décisions : Acceptation et ajustement

Vivre avec ses décisions est une composante essentielle du développement personnel et professionnel. Après avoir pris une décision, il est crucial de l'accepter et de s'adapter en conséquence, que les résultats soient positifs ou négatifs. Cette capacité à accepter et à ajuster est fondamentale pour avancer, apprendre de l'expérience et préparer le terrain pour de futures décisions.

L'acceptation commence par reconnaître que toute décision prise était basée sur les meilleures informations et intentions du moment. Même si, avec le recul, certaines décisions peuvent sembler imparfaites, il est important de se rappeler que chaque choix est fait dans un contexte spécifique, avec des contraintes et des connaissances particulières à ce moment-là. Accepter ne signifie pas nécessairement être satisfait de chaque résultat, mais plutôt reconnaître la validité du processus décisionnel.

Une fois une décision prise, évaluez ses résultats de manière objective. Identifiez ce qui a fonctionné, ce qui n'a pas fonctionné, et pourquoi. Cette analyse doit être constructive, visant à tirer des leçons des expériences vécues. Comprendre les conséquences de vos décisions vous aide à affiner votre jugement et à améliorer votre processus décisionnel pour l'avenir.

Après avoir analysé les résultats d'une décision, il est souvent nécessaire d'ajuster votre approche ou votre plan d'action. Cela peut impliquer de modifier votre stratégie, de corriger le cap ou d'adopter de nouvelles méthodes pour atteindre vos objectifs. L'ajustement est un signe de flexibilité et de résilience, qualités indispensables pour réussir dans un environnement en constante évolution.

Chaque décision offre une opportunité d'apprentissage, qu'elle conduise au succès ou à l'échec. Intégrez les leçons apprises dans votre répertoire de connaissances et d'expériences. Cet apprentissage continu enrichit votre compréhension et augmente votre efficacité dans la prise de décisions futures.

Il est important de maintenir une perspective à long terme. Certaines décisions peuvent sembler moins réussies à court terme mais s'avérer bénéfiques avec le temps. D'autres peuvent nécessiter des ajustements continus. Garder une vue d'ensemble vous permet de rester concentré sur vos objectifs à long terme et de ne pas vous laisser décourager par des obstacles temporaires. Cherchez du soutien et des retours d'autres personnes, que ce soit des collègues, des amis ou des mentors. Leur perspective extérieure peut offrir des insights précieux pour l'acceptation et l'ajustement de vos décisions. Le feedback constructif est un outil puissant pour le développement personnel et professionnel.

Vivre avec ses décisions, en les acceptant et en s'ajustant en fonction de leurs résultats, est une compétence cruciale. Elle implique l'acceptation, l'analyse objective, l'ajustement stratégique, l'apprentissage continu, le maintien de la perspective et la recherche de soutien. Cultiver cette capacité vous permet de naviguer plus efficacement dans la complexité des choix de la vie, renforçant votre résilience et votre adaptabilité face aux défis futurs.

JOUR 29 - LA PLANIFICATION DE L'AVENIR

Vision à long terme : Définir des objectifs de vie

Définir des objectifs de vie est un processus essentiel pour donner une direction et un sens à son existence. Avoir une vision à long terme permet de tracer un chemin vers la réalisation de soi et d'aligner ses actions quotidiennes sur ses aspirations profondes. Voici comment procéder pour établir des objectifs de vie significatifs.

La première étape consiste à identifier vos valeurs fondamentales. Ces valeurs représentent ce qui est le plus important pour vous dans la vie, comme la famille, la réussite professionnelle, la santé, ou l'épanouissement personnel. Comprendre vos valeurs vous aide à définir des objectifs qui sont en harmonie avec ce que vous désirez véritablement.

Prenez le temps de réfléchir à vos aspirations à long terme. Où vous voyez-vous dans 5, 10, ou 20 ans ? Quels sont les accomplissements qui vous rendraient fier ? Pensez aux différents domaines de votre vie, tels que la carrière, les relations, la santé, et les loisirs, et imaginez ce que vous aimeriez y réaliser.

Sur la base de vos valeurs et aspirations, formulez des objectifs spécifiques, mesurables, atteignables, pertinents et temporellement définis (SMART). Des objectifs bien définis vous fournissent une cible claire vers laquelle diriger vos efforts et facilitent le suivi de vos progrès.

Une fois vos objectifs établis, développez un plan stratégique pour les atteindre. Ce plan doit inclure des étapes concrètes, des délais et des indicateurs de réussite. La planification stratégique transforme vos objectifs de vie en une série d'actions réalisables, augmentant ainsi vos chances de succès.

L'évaluation régulière de vos progrès est cruciale. Prenez le temps de réviser vos objectifs et votre plan d'action pour vous assurer qu'ils restent alignés avec vos valeurs et aspirations. Soyez prêt à ajuster vos objectifs en fonction des changements dans votre vie ou de nouvelles informations.

La réalisation d'objectifs de vie à long terme nécessite de la persévérance. Il est important de rester engagé envers vos objectifs, même en face des obstacles et des échecs. La persévérance est renforcée par une attitude positive, une gestion efficace du stress et un réseau de soutien solide.

Définir des objectifs de vie avec une vision à long terme est un processus dynamique qui nécessite une introspection profonde, une planification stratégique et une persévérance continue. En alignant vos objectifs sur vos valeurs fondamentales et en prenant des mesures concrètes pour les réaliser, vous pouvez construire une vie riche et épanouissante, marquée par la réalisation de soi et le bien-être.

Planification étape par étape : Décomposition des objectifs en actions réalisables

La planification étape par étape est une méthode efficace pour transformer des objectifs ambitieux en une série d'actions réalisables. Cette approche décompose le processus d'atteinte d'un objectif en tâches plus petites et gérables, facilitant ainsi la gestion du projet et augmentant les chances de succès. Voici comment procéder pour décomposer vos objectifs en actions réalisables.

Commencez par définir clairement votre objectif global. Cet objectif doit être spécifique, mesurable, atteignable, pertinent et temporellement défini (SMART). Une définition précise de l'objectif fournit une direction claire pour le processus de planification et sert de fondement pour la décomposition en étapes subséquentes.

Divisez l'objectif global en sous-objectifs plus petits et gérables. Ces sous-objectifs doivent être directement liés à l'objectif principal et contribuer de manière significative à son atteinte. L'identification des sous-objectifs aide à organiser le processus d'atteinte de l'objectif en segments plus clairs et plus faciles à gérer.

Pour chaque sous-objectif, identifiez les actions spécifiques nécessaires à sa réalisation. Ces actions doivent être concrètes et réalisables, avec des délais clairement définis. La planification des actions implique également de déterminer les ressources nécessaires (temps, argent, compétences, etc.) et de planifier leur allocation.

Créez un calendrier pour l'exécution des actions planifiées. Ce calendrier doit inclure des échéances pour chaque action et sous-objectif, en tenant compte de toute interdépendance entre les tâches. Un calendrier bien structuré aide à maintenir le cap sur l'objectif global et à mesurer les progrès réalisés.

Mettez en place un système de suivi pour évaluer régulièrement vos progrès par rapport au plan établi. Le suivi permet d'identifier rapidement les écarts par rapport au plan et de prendre les mesures correctives nécessaires. Soyez prêt à ajuster votre plan en fonction des changements de circonstances ou des obstacles rencontrés.

Reconnaissez et célébrez les progrès réalisés vers l'atteinte de l'objectif global. La célébration des succès, même mineurs, renforce la motivation et l'engagement envers l'objectif. Elle fournit également une opportunité de réflexion sur le chemin parcouru et sur les leçons apprises.

La planification étape par étape est une stratégie puissante pour atteindre des objectifs complexes. En décomposant l'objectif global en sous-objectifs et actions réalisables, en planifiant soigneusement l'exécution de ces actions, en suivant régulièrement les progrès et en ajustant le plan au besoin, vous pouvez simplifier le processus d'atteinte de l'objectif et augmenter significativement vos chances de succès. Cette approche méthodique transforme l'ambition en réalité, guidant pas à pas vers la réalisation de vos aspirations.

Préparation aux changements et incertitudes : Flexibilité et adaptation

La préparation aux changements et aux incertitudes est une compétence cruciale dans le monde actuel, caractérisé par sa rapidité d'évolution et son imprévisibilité. La capacité à rester flexible et à s'adapter aux nouvelles circonstances peut faire la différence entre le succès et l'échec, tant sur le plan personnel que professionnel. Voici comment vous pouvez développer votre flexibilité et votre capacité d'adaptation pour mieux naviguer dans les changements et les incertitudes.

La flexibilité commence par un état d'esprit ouvert, prêt à accepter les changements et à voir les incertitudes comme des opportunités plutôt que des menaces. Encouragez la curiosité et la volonté d'apprendre continuellement. Envisagez les défis comme des occasions de croissance et d'expansion de vos compétences et connaissances.

Bien que la planification à long terme soit importante, elle doit être suffisamment flexible pour permettre des ajustements rapides en réponse à des changements imprévus. Développez des plans stratégiques qui incluent des scénarios alternatifs et des stratégies de contournement. Avoir plusieurs plans en réserve peut vous aider à réagir efficacement lorsque les circonstances évoluent.

La résilience est la capacité à rebondir après des revers ou des échecs. Renforcez votre résilience en maintenant une attitude positive, en prenant soin de votre santé physique et mentale, et en construisant un réseau de soutien solide. La résilience vous permet de traverser les périodes difficiles avec une plus grande facilité et de continuer à avancer vers vos objectifs.

Une communication efficace est essentielle pour naviguer dans les changements et les incertitudes. Soyez clair et transparent dans vos communications, tant avec vous-même qu'avec les autres. Partagez vos pensées, vos inquiétudes et vos plans d'action avec votre entourage pour obtenir du soutien et des conseils. L'écoute active des autres peut également fournir de nouvelles perspectives et idées.

Le monde changeant nécessite une mise à jour constante des compétences et des connaissances. Engagez-vous dans un apprentissage continu pour rester pertinent dans votre domaine et pour être prêt à saisir de nouvelles opportunités. Explorez diverses sources d'apprentissage, telles que les cours en ligne, les ateliers, les livres et les podcasts, pour élargir votre horizon et votre capacité d'adaptation.

Mettez consciemment en pratique la flexibilité dans votre vie quotidienne. Essayez de nouvelles approches pour résoudre les problèmes, expérimentez avec différentes méthodes de travail et soyez prêt à modifier vos routines. En vous habituant à la flexibilité, vous serez mieux préparé à gérer les changements et les incertitudes de manière proactive.

Se préparer aux changements et aux incertitudes demande de cultiver un état d'esprit ouvert, de planifier de manière stratégique tout en restant flexible, de renforcer la résilience, d'améliorer la communication, de s'engager dans un apprentissage continu et de pratiquer la flexibilité au quotidien. En développant ces compétences, vous serez mieux équipé pour naviguer dans un environnement en constante évolution, en tirant parti des opportunités et en minimisant les risques associés aux imprévus.

JOUR 30 - LA RÉFLEXION ET L'ÉVALUATION

Réviser le parcours de 30 jours : Progrès et apprentissages

Alors que nous clôturons ce voyage de 30 jours vers la maîtrise de soi et le développement personnel, il est temps de se pencher sur le chemin parcouru. Ce moment de réflexion et d'évaluation n'est pas seulement une fin en soi, mais un tremplin vers de futures conquêtes et découvertes sur soi. Vous avez franchi des étapes significatives, acquis de nouvelles compétences, et peut-être même redéfini ce que signifie le succès pour vous. Maintenant, prenons un moment pour réviser ce parcours, reconnaître les progrès réalisés et les leçons apprises.

Commencez par revoir les objectifs que vous vous étiez fixés au début de ce périple. Quels étaient vos aspirations et défis ? En regardant en arrière, évaluez dans quelle mesure vous avez atteint ces objectifs. Il est important d'être honnête dans cette évaluation, reconnaissant à la fois les succès et les domaines nécessitant une attention continue.

Chaque petit pas en avant est une victoire. Que ce soit l'amélioration de votre gestion du temps, une meilleure compréhension de vos émotions, ou l'adoption de saines habitudes, chaque progrès mérite d'être célébré. Ces succès, qu'ils soient grands ou petits, sont les briques qui construisent la route vers votre épanouissement personnel.

Chaque défi rencontré sur ce chemin a été une opportunité d'apprentissage. Qu'avez-vous appris sur vous-même ? Quelles compétences avez-vous développées ? Comment ces leçons peuvent-elles être appliquées pour surmonter de futurs obstacles ? L'apprentissage est un trésor qui enrichit votre expérience de vie, vous rendant plus apte à naviguer dans la complexité du monde.

Fort de ces réflexions, il est temps de regarder vers l'avenir. Quels sont les prochains objectifs que vous souhaitez atteindre ? Comment pouvez-vous appliquer les leçons apprises durant ces 30 jours pour continuer à grandir et à vous développer ? Définissez des actions concrètes pour les jours, les semaines et les mois à venir, en gardant à l'esprit que le développement personnel est un voyage continu.

Ce n'est pas parce que ces 30 jours sont terminés que votre parcours doit s'arrêter. Engagez-vous à poursuivre sur cette voie d'amélioration continue. Que ce soit à travers la lecture, l'apprentissage, l'expérimentation ou la réflexion, chaque jour offre une nouvelle opportunité de croissance.

Évaluer les changements dans la maîtrise de soi : Auto-évaluation et feedback

À ce stade de votre parcours, après avoir consacré 30 jours à cultiver la discipline personnelle et à explorer diverses facettes du développement personnel, il est crucial de s'arrêter un moment pour évaluer les changements survenus dans votre maîtrise de soi. Cette auto-évaluation, combinée au feedback extérieur, est essentielle pour mesurer votre progression, reconnaître vos succès et identifier les domaines nécessitant une attention supplémentaire. Voici comment procéder à cette évaluation de manière constructive.

Commencez par une introspection profonde. Posez-vous des questions telles que : "Comment ma capacité à gérer mes impulsions a-t-elle évolué ?" ou "Suis-je devenu plus résilient face aux défis et aux échecs ?". Essayez d'être aussi honnête et objectif que possible dans vos réponses. L'auto-évaluation est un outil puissant pour prendre conscience de votre croissance personnelle.

Si vous avez tenu un journal durant ces 30 jours, relisez vos entrées. Observez les moments où vous avez fait preuve de grande maîtrise de soi et ceux où vous avez trouvé cela difficile. La journalisation offre une perspective précieuse sur votre évolution et sur les tendances de votre comportement et de vos réactions face à différentes situations.

Le feedback des autres peut fournir des insights que vous pourriez ne pas percevoir vous-même. Demandez à des personnes de confiance, qui vous ont observé durant cette période, de partager leurs observations sur les changements qu'ils ont remarqués dans votre comportement. Choisissez des individus qui vous donneront un retour honnête et constructif.

Revenez sur les objectifs spécifiques que vous vous étiez fixés au début de ce parcours. Combien avez-vous réussi à atteindre ? L'évaluation des objectifs atteints vous donne une mesure concrète de votre progression et de l'efficacité de vos efforts.

Reconnaître vos progrès est aussi important que d'identifier les difficultés rencontrées. Célébrez les victoires, même petites, car elles constituent les fondations de votre confiance et de votre motivation à poursuivre. En même temps, examinez les obstacles que vous avez rencontrés sans jugement, mais comme des opportunités d'apprentissage.

Sur la base de votre auto-évaluation et du feedback reçu, identifiez les ajustements nécessaires pour continuer à améliorer votre maîtrise de soi. Peut-être y a-t-il des stratégies spécifiques qui ont bien fonctionné et que vous pouvez renforcer, ou d'autres aspects de la maîtrise de soi qui nécessitent une attention supplémentaire.

L'évaluation des changements dans la maîtrise de soi est une étape cruciale pour ancrer les progrès réalisés et pour tracer la voie à suivre. En vous engageant dans une auto-évaluation réfléchie, en sollicitant des feedbacks constructifs et en planifiant des ajustements basés sur vos découvertes, vous posez les bases pour une croissance continue. Rappelez-vous, la maîtrise de soi est un voyage, non une destination. Chaque jour offre une nouvelle opportunité de se développer, d'apprendre et de s'épanouir.

Planifier les prochaines étapes : Continuité du développement personnel

Alors que nous approchons de la conclusion de ce parcours de 30 jours dédié à la maîtrise de soi et au développement personnel, il est essentiel de se tourner vers l'avenir et de planifier les prochaines étapes. Le développement personnel est un voyage sans fin, où chaque accomplissement ouvre la porte à de nouveaux défis et opportunités de croissance. Voici comment vous pouvez continuer à avancer sur ce chemin d'épanouissement.

Fort des leçons apprises et des progrès réalisés au cours des 30 derniers jours, prenez le temps de réfléchir à vos aspirations futures. Quels nouveaux objectifs souhaitez-vous atteindre ? Assurez-vous que ces objectifs soient alignés avec vos valeurs fondamentales et qu'ils représentent un défi stimulant pour vous. Définir des objectifs clairs et mesurables est le premier pas vers la réalisation de vos ambitions.

Avec vos nouveaux objectifs en tête, élaborez un plan d'action détaillé pour les atteindre. Ce plan devrait inclure des étapes concrètes, des échéances et des indicateurs de réussite. Pensez également aux ressources dont vous aurez besoin et à la manière dont vous pouvez les mobiliser. Un plan d'action bien conçu est votre carte routière vers le succès.

Intégrez dans votre routine quotidienne un moment de réflexion. Utilisez ce temps pour évaluer vos progrès, ajuster votre plan d'action si nécessaire et vous reconnecter avec vos motivations profondes. Cette pratique de réflexion régulière vous aidera à rester concentré sur vos objectifs et à maintenir votre engagement envers votre développement personnel.

Le monde change rapidement, et rester informé et compétent est crucial pour votre croissance personnelle et professionnelle. Recherchez des opportunités de formation continue, que ce soit à travers des livres, des cours en ligne, des ateliers ou des conférences. Chaque nouvelle compétence acquise ou connaissance approfondie est un atout pour votre développement.

Le chemin du développement personnel est parsemé de défis et d'obstacles. Cultiver la résilience vous permettra de faire face à ces difficultés avec courage et détermination. Rappelez-vous que chaque échec est une opportunité d'apprentissage et que la persévérance est la clé de la réussite à long terme.

Vous n'êtes pas seul dans votre voyage de développement personnel. Entourez-vous de personnes qui vous soutiennent, vous inspirent et vous encouragent. Que ce soit des amis, de la famille ou des mentors, un réseau de soutien solide est inestimable pour vous aider à surmonter les défis et à célébrer les succès.

Planifier les prochaines étapes de votre développement personnel est un engagement envers votre croissance continue. En définissant de nouveaux objectifs, en élaborant un plan d'action, en adoptant une routine de réflexion, en se formant continuellement, en cultivant la résilience et en entretenant des relations de soutien, vous vous assurez de progresser constamment sur le chemin de l'épanouissement personnel. Rappelez-vous, le développement personnel est un voyage sans destination finale, où chaque jour offre de nouvelles opportunités d'apprendre, de grandir et de s'épanouir.

Alors que nous clôturons ce guide de 30 jours vers une maîtrise de soi accrue et un développement personnel approfondi, il est essentiel de reconnaître que ce voyage ne s'arrête pas ici. Chaque page tournée, chaque exercice réalisé, et chaque réflexion menée vous ont préparé à poursuivre sur cette voie d'évolution constante. La croissance personnelle est un processus sans fin, riche en découvertes et en opportunités, qui demande engagement, patience et persévérance.

CONCLUSION

**Le voyage ne s'arrête pas ici : Encouragement
à la croissance continue**

Je vous encourage à voir la fin de ce guide non pas comme une conclusion, mais comme le début d'une nouvelle phase de votre développement. La croissance continue est alimentée par la curiosité, l'ouverture d'esprit et la volonté d'explorer de nouveaux horizons. Ne vous contentez pas de ce que vous savez déjà ; cherchez toujours à en apprendre davantage, à vous améliorer et à repousser vos limites. Chaque jour offre une nouvelle occasion d'apprendre quelque chose de nouveau, de rencontrer de nouvelles personnes et de vivre de nouvelles expériences.

Ressources pour aller plus loin : Livres, cours, communautés

Pour soutenir votre parcours de développement continu, de nombreuses ressources sont à votre disposition. Des livres aux cours en ligne, en passant par les communautés et les groupes de discussion, le savoir et l'inspiration sont plus accessibles que jamais. Explorez des ouvrages classiques et contemporains sur le développement personnel, l'auto-assistance et la psychologie. Inscrivez-vous à des cours qui vous défient et vous exposent à de nouvelles idées. Rejoignez des communautés, tant en ligne que dans la vie réelle, où vous pouvez partager vos expériences et apprendre des autres.

**L'importance de la communauté : Partager
et apprendre ensemble**

Enfin, n'oubliez jamais l'importance de la communauté dans

votre voyage de développement personnel. Partager vos expériences, vos succès et vos défis avec d'autres peut non seulement vous fournir un soutien et une motivation précieux, mais aussi vous offrir de nouvelles perspectives et idées. Apprendre ensemble crée un environnement enrichissant où chacun peut grandir et s'épanouir. Que ce soit en partageant vos propres histoires ou en écoutant celles des autres, chaque interaction est une occasion d'apprendre et de progresser.

Ce guide de 30 jours n'est qu'un point de départ. La vraie aventure commence maintenant, avec les outils, les connaissances et les expériences que vous avez accumulés. Continuez à explorer, à expérimenter et à vous engager dans votre développement personnel avec enthousiasme et détermination. Souvenez-vous que chaque jour est une nouvelle opportunité de croissance, et que dans la quête de la meilleure version de vous-même, le voyage ne s'arrête jamais.

REMERCIEMENTS

En clôture de ce livre, je tiens à exprimer ma profonde gratitude à toutes les personnes qui ont contribué à sa réalisation et à celles qui m'ont accompagné dans mon propre voyage de développement personnel.

Tout d'abord, un immense merci à ma famille et à mes amis pour leur soutien indéfectible, leur encouragement et leur amour. Votre foi en moi et votre soutien constant ont été des sources d'inspiration inestimables tout au long de ce processus.

Je souhaite également remercier mes mentors et mes coachs, dont les conseils avisés et les perspectives éclairées ont grandement enrichi ma compréhension du développement personnel. Votre sagesse et votre guidance ont été des phares dans ma quête de croissance et d'amélioration.

Un remerciement spécial à tous les auteurs, chercheurs et penseurs dont les œuvres ont alimenté ma curiosité et élargi mes horizons. Votre contribution au domaine du développement personnel est une source constante de connaissances et d'inspiration.

Je suis également reconnaissant envers la communauté de lecteurs et de praticiens du développement personnel. Votre engagement envers votre propre croissance et votre volonté de partager vos expériences enrichissent notre compréhension collective et créent un espace d'apprentissage mutuel.

Enfin, je tiens à exprimer ma gratitude à l'équipe éditoriale, aux relecteurs et à tous les professionnels qui ont travaillé derrière les scènes pour transformer ce manuscrit en un livre publié.

Votre expertise, votre dévouement et votre attention aux détails ont été essentiels à la réussite de ce projet.

Ce livre est le fruit d'un effort collectif, et chaque personne impliquée a joué un rôle crucial dans sa réalisation. Merci du fond du cœur pour votre contribution, votre soutien et votre confiance. Ensemble, nous continuons à explorer les vastes territoires du développement personnel, en quête d'une vie pleine de sens, de satisfaction et d'épanouissement.

www.ingramcontent.com/pod-product-compliance
Lightning Source LLC
Chambersburg PA
CBHW050808260726
48660CB00004B/1315